Niels Christian Ewertsen

Die Katheterablation von Vorhofflimmern:

Niels Christian Ewertsen

Die Katheterablation von Vorhofflimmern:

Wie wichtig ist ein dreidimensionales Mappingverfahren?

Südwestdeutscher Verlag für Hochschulschriften

Impressum / Imprint

Bibliografische Information der Deutschen Nationalbibliothek: Die Deutsche Nationalbibliothek verzeichnet diese Publikation in der Deutschen Nationalbibliografie; detaillierte bibliografische Daten sind im Internet über http://dnb.d-nb.de abrufbar.

Alle in diesem Buch genannten Marken und Produktnamen unterliegen warenzeichen-, marken- oder patentrechtlichem Schutz bzw. sind Warenzeichen oder eingetragene Warenzeichen der jeweiligen Inhaber. Die Wiedergabe von Marken, Produktnamen, Gebrauchsnamen, Handelsnamen, Warenbezeichnungen u.s.w. in diesem Werk berechtigt auch ohne besondere Kennzeichnung nicht zu der Annahme, dass solche Namen im Sinne der Warenzeichen- und Markenschutzgesetzgebung als frei zu betrachten wären und daher von jedermann benutzt werden dürften.

Bibliographic information published by the Deutsche Nationalbibliothek: The Deutsche Nationalbibliothek lists this publication in the Deutsche Nationalbibliografie; detailed bibliographic data are available in the Internet at http://dnb.d-nb.de.

Any brand names and product names mentioned in this book are subject to trademark, brand or patent protection and are trademarks or registered trademarks of their respective holders. The use of brand names, product names, common names, trade names, product descriptions etc. even without a particular marking in this works is in no way to be construed to mean that such names may be regarded as unrestricted in respect of trademark and brand protection legislation and could thus be used by anyone.

Coverbild / Cover image: www.ingimage.com

Verlag / Publisher:
Südwestdeutscher Verlag für Hochschulschriften
ist ein Imprint der / is a trademark of
AV Akademikerverlag GmbH & Co. KG
Heinrich-Böcking-Str. 6-8, 66121 Saarbrücken, Deutschland / Germany
Email: info@svh-verlag.de

Herstellung: siehe letzte Seite /
Printed at: see last page
ISBN: 978-3-8381-3729-2

Zugl. / Approved by: Berlin, Charité - Universitätsmedizin Berlin, Diss., 2012

Copyright © 2013 AV Akademikerverlag GmbH & Co. KG
Alle Rechte vorbehalten. / All rights reserved. Saarbrücken 2013

Niels Christian Ewertsen

**Die Katheterablation von Vorhofflimmern:
Wie wichtig ist ein dreidimensionales Mappingverfahren?**

In Gedenken an meinen Vater
Dr. Hans Ewertsen

Inhaltsverzeichnis

1. Einleitung und Fragestellung 6
   1.1 Definition des Vorhofflimmerns 6
   1.2 Epidemiologie des Vorhofflimmerns 7
   1.3 Symptomatik 9
   1.4 Folgen 11
   1.5 Ökonomische Aspekte 11
   1.6 Prädisponierende Faktoren 12
   1.7 Pathophysiologie 13
   1.8 Klinischer Verlauf 15
   1.9 Klassifikation 16
   1.10 Behandlungsstrategien 17
       1.10.1 Frequenzkontrolle versus Rhythmuskontrolle 17
       1.10.2 Medikamentöse Frequenzkontrolle 18
       1.10.3 Medikamentöse Rhythmuskontrolle 19
   1.11 Kardioversion 21
   1.12 Katheterablation von Vorhofflimmern 22
       1.12.1 Technik der Pulmonalvenenisolation 24
       1.12.2 Elektroanatomische Mappingsysteme 26
       1.12.3 Erfolgsaussichten der Katheterablation 28
       1.12.4 Indikation zur Katheterablation 29
       1.12.5 Komplikationen der Katheterablation 29
   1.13 Fragestellung 31

2. Methodik 32
   2.1 Datenerhebung 32
   2.2 Ein- und Ausschlusskriterien 42
   2.3 Statistische Verfahren 44

3. Ergebnisse 45
   3.1 Demografie 47
   3.2 Anamnese 47
   3.3 Prozedur 48

3.4 Dauer der Prozedur, Strahlenbelastung und Hochfrequenzapplikation............49
3.5 Ablationserfolg und prozedurale Komplikationen...51
3.6 Entlassungsmedikation..52
3.7 Nachbeobachtung..53
3.8 Patienten mit Erstablation..56
3.9 Patienten mit Rezidivablation..60

4. Diskussion 63
    4.1 Registerdaten..63
    4.2 Limitationen...64
    4.3 Datenlage...66
    4.4 Patienteneinschluss..67
    4.5 Gesamtkollektiv...67
        4.5.1 Prozedur..68
        4.5.2 Nachbeobachtung..68
        4.5.3 Ursachen...69
    4.6 Patienten mit Erstablation..70
    4.7 Patienten mit Rezidivablation..72
    4.8 Fazit und Ausblick..73

5. Zusammenfassung..75

6. Literaturverzeichnis..77

7. Danksagung..88

Die Katheterablation von Vorhofflimmern:
Wie wichtig ist ein dreidimensionales Mappingverfahren?

1. Einleitung und Fragestellung

Vorhofflimmern ist eine supraventrikuläre Arrhythmie, die durch eine ungeordnete elektrische Erregung auf Vorhofebene gekennzeichnet ist und zu einem Verlust der atrialen Kontraktilität führt [1]. Durch eine unregelmäßige Überleitung der elektrischen Vorhofaktivität auf die Ventrikel kommt es zu einem ungleichmäßigen Herzschlag, der als absolute Arrhythmie bezeichnet wird [2].

Vorhofflimmern ist mit einer erhöhten Mortalität und Morbidität verbunden [3]. Therapeutische Ansätze zur Behandlung von Vorhofflimmern sollten demnach auf eine Beseitigung der Symptome sowie eine Verbesserung der Prognose der Patienten ausgerichtet sein.

Im klinischen Alltag hat die Behandlung der häufig ausgeprägten Beschwerden des Patienten einen hohen Stellenwert [4]. Mittels medikamentöser Therapiestrategien gelingt es in vielen Fällen allerdings nicht, eine dauerhafte Beschwerdefreiheit des Patienten zu erzielen [5].

In den letzten Jahren hat sich die Katheterablation von Vorhofflimmern als ein Standardverfahren zur Behandlung von therapierefraktärem Vorhofflimmern etabliert [6]. Dabei kommen elektroanatomische Mappingsysteme zum Einsatz, die eine Katheternavigation in einem virtuellen Abbild der endokardialen Oberfläche ermöglichen. Die vorliegende Arbeit soll die Wertigkeit dieser Systeme anhand von Daten aus einer multizentrischen prospektiven Ablations-Registerstudie darstellen.

1.1 Definition des Vorhofflimmerns

Bei Vorhofflimmern handelt es sich um eine supraventrikuläre Rhythmusstörung mit ungeordneten elektrischen Vorhoferregungen, die Frequenzen zwischen 350/min und 600/min aufweisen, ohne dass es zu einer hämodynamisch wirksamen Vorhofkontraktion kommt [1]. Durch eine unregelmäßige Überleitung über den AV-Knoten entsteht die absolute Arrhythmie der Ventrikelaktionen [7]. Die Diagnose Vorhofflimmern wird üblicherweise anhand des Oberflächen-EKGs gestellt. Wegweisend sind das Fehlen von P-Wellen sowie die vollkommen unregelmäßige Abfolge der QRS-Komplexe, die als absolute Arrhythmie bezeichnet wird. In der Brustwandableitung V1 sowie in den Extremitätenableitungen II, III und aVF können sich niederamplitudige Flimmerwellen zeigen. Ein Bezug zwischen den Vorhofflimmerwellen und den QRS-Komplexen ist nicht erkennbar.

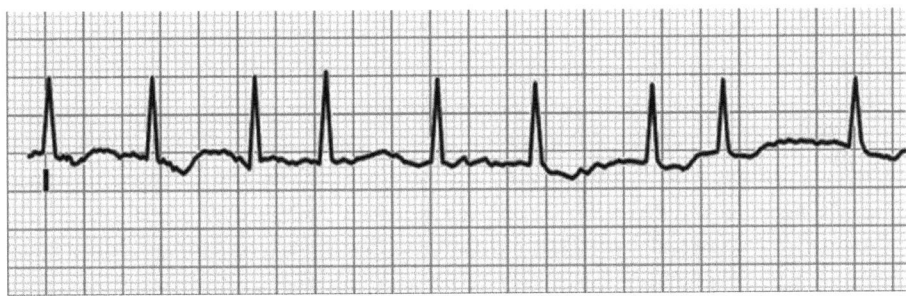

Abb. 1: EKG-Dokumentation von Vorhofflimmern: Unregelmäßige Abfolge von QRS-Komplexen ohne erkennbare P-Wellen

1.2 Epidemiologie des Vorhofflimmerns

Vorhofflimmern ist die häufigste Herzrhythmusstörung. Ungefähr 1-2% der Bevölkerung sind davon betroffen. In Europa leiden ca. 6 Millionen Menschen an dieser Arrhythmie [8]. Die Prävalenz von Vorhofflimmern wird in den nächsten 50 Jahren erheblich zunehmen, Miyasaka et al. erwarten für Nordamerika einen Anstieg der Patienten mit Vorhofflimmern von 6,7 Millionen im Jahr 2010 auf 15,9 Millionen im Jahr 2050 [9]. Die Ursachen für diese Zunahme sind unterschiedlich. Vorhofflimmern ist eine Erkrankung, die im höheren Lebensalter häufiger auftritt. So liegt die Prävalenz von Vorhofflimmern bei Menschen zwischen 40 und 50 Jahren bei 0,5%, bei Achtzigjährigen jedoch bei 5 bis 15% [6]. Die demografische Entwicklung unserer Gesellschaft zeigt einen wachsenden Anteil älterer Menschen und legt somit eine Zunahme von Patienten mit Vorhofflimmern nahe.

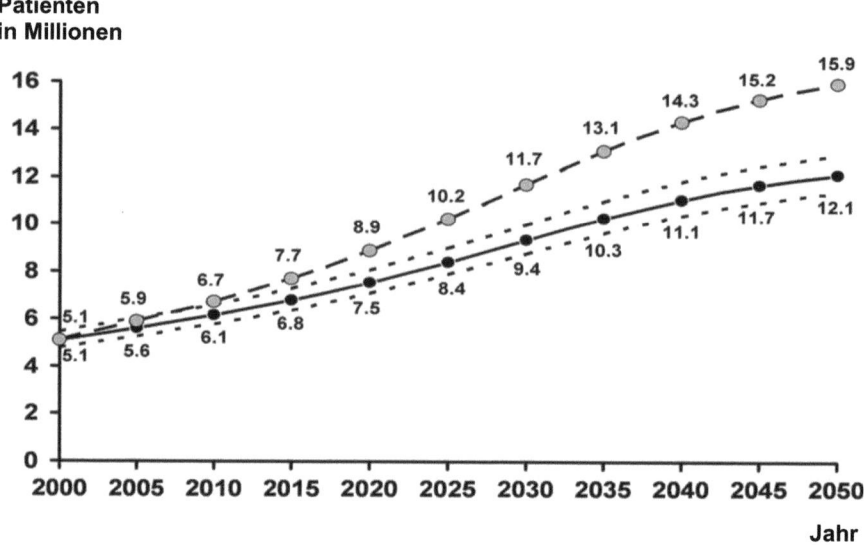

Abb. 2: Zunehmende Prävalenz von Vorhofflimmern in Nordamerika nach Miyasaka et al. [9]

Die demografische Veränderung ist jedoch nicht die einzige Ursache für die erwartete Zunahme der Patienten mit Vorhofflimmern. Die Arrhythmie tritt bei Patienten mit struktureller Herzerkrankung häufiger auf als bei Patienten ohne kardiale Vorerkrankungen [10, 11].

Die großen europäischen Beobachtungsstudien EUROASPIRE I, II und III konnten von 1995 bis 2006 eine kontinuierliche Zunahme der kardialen Risikofaktoren Adipositas und Diabetes mellitus nachweisen. Nikotinabusus und arterielle Hypertonie zeigen in diesen Untersuchungen eine unveränderte Häufigkeit [12]. Aufgrund der steigenden Prävalenz kardialer Risikofaktoren ist es zu erwarten, dass es auch zu einer Zunahme der kardialen Grunderkrankungen und parallel dazu ebenfalls zu einer steigenden Häufigkeit von Vorhofflimmern kommt.

Darüber hinaus sind strukturelle Herzerkrankungen heute besser behandelbar als noch vor wenigen Jahrzehnten. Etwa die frühzeitige interventionelle Therapie des akuten Myokardinfarktes [13] oder die verbesserte Behandlung der chronischen Herzinsuffizienz durch optimale medikamentöse Therapiestrategien und die Einführung der kardialen Resynchronisationstherapie [14] haben die Überlebensraten der Patienten erheblich verbessert. Im Langzeitverlauf kommt es gerade bei diesen Patienten vermehrt zu Vorhofflimmern [9].

Auch die Detektion von Vorhofflimmer-Episoden hat sich durch den technischen Fortschritt verbessert [15]. War früher nur die Detektion durch Ruhe-EKG und 24h-Langzeit-EKG möglich, können heute Langzeit-EKG-Aufzeichnungen über 7 Tage angefertigt werden, darüber hinaus kommen externe Ereignis-Rekorder und implantierbare Loop-Rekorder mit Detektionsalgorithmen für Vorhofflimmern zum Einsatz. Die letztgenannten ermöglichen inzwischen eine lückenlose Überwachung des Herzrhythmus über bis zu drei Jahre [16].

Dennoch bleibt Vorhofflimmern unterdiagnostiziert [17], vielfach kommt es erst im Rahmen des deletären Ereignisses eines Schlaganfalls zur Erstdokumentation der Rhythmusstörung. Die tatsächliche Prävalenz von Vorhofflimmern dürfte eher noch höher liegen als bisher beschrieben.

1.3 Symptomatik

Die Bedeutung von Vorhofflimmern liegt nicht nur in der Häufigkeit der Arrhythmie, sondern auch in der nicht selten ausgeprägten Symptomatik, welche die Patienten in ärztliche Behandlung führt und individuelle Behandlungskonzepte erfordert.

Die häufigsten Beschwerden, die von Patienten mit Vorhofflimmern geäußert werden, sind Palpitationen [4]. Diese können in unterschiedlicher Intensität wahrgenommen werden, zum Teil werden Palpitationen nur im Liegen oder in Ruhe bemerkt. Viele Patienten berichten jedoch auch über dauerhaft bestehendes Herzstolpern, was die Lebensqualität der Patienten erheblich einschränkt und einen dringlichen Behandlungswunsch hervorruft [18]. Besteht tachykard übergeleitetes Vorhofflimmern, wird vielfach auch über subjektiv empfundenes Herzrasen berichtet [7].

Weitere Beschwerden sind Belastungsdyspnoe und Leistungsminderung. Diese Symptomatik kann mit oder ohne Palpitationen auftreten [4]. Bei anfallsartig auftretender Belastungsdyspnoe und Leistungsminderung ohne Palpitationen kann das Diagnostizieren von Vorhofflimmern als Ursache der Beschwerden im Einzelfall schwierig sein.

Bei Patienten mit einer koronaren Herzerkrankung kann es unter Vorhofflimmern durch verschlechterte hämodynamische Bedingungen zu Angina pectoris kommen [1]. Bei sehr schnell übergeleitetem Vorhofflimmern mit einer schnellen Ventrikelerregung treten in Einzelfällen Synkopen oder Präsynkopen auf [7].

Herzklopfen, -rasen	74%
Schwäche	44%
Übelkeit, Erbrechen	41%
Druck auf der Brust	41%
Schweißausbruch	41%
Unruhe	38%
Luftnot	36%
Schwindel, Parästhesien	23%
Bewusstlosigkeit	18%
Todesangst	18%
Polyurie	15%
Oberbauchschmerzen	5%
Kopfschmerzen	5%

Tab. 1: Klinische Symptome bei 39 Patienten mit idiopathischem Vorhofflimmern (nach [4]):

Die Symptomatik von Vorhofflimmern ist interindividuell extrem variabel [18]. So kann die Arrhythmie komplett unbemerkt bleiben und lediglich als Zufallsbefund im EKG dokumentiert werden. Anderseits gibt es Patienten, bei denen die Symptomatik so stark ausgeprägt ist, dass es zu schweren klinischen Ereignissen wie einer akuten Herzinsuffizienz kommt. Im Vordergrund steht dann vielfach eine erhebliche Einschränkung der Lebensqualität. Die Symptomatik von Vorhofflimmern ist bei Frauen häufig stärker ausgeprägt als bei Männern [18].

Zur Beurteilung der Intensität der Symptomatik von Vorhofflimmern hat die European Heart Rhythm Association eine Bewertungsskala, den sogenannten EHRA-Score, vorgeschlagen [17]. Hierbei entspricht die Klasse EHRA 1 asymptomatischem Vorhofflimmern. EHRA 2 beinhaltet milde Symptome ohne Beeinträchtigung der normalen täglichen Aktivität, EHRA 3 beschreibt schwere Symptome mit Beeinträchtigung des Alltagslebens. Die Klasse EHRA 4 gilt für Patienten, die aufgrund der Schwere der Symptomatik ihre normalen täglichen Aktivitäten eingestellt haben. Ähnlich der NYHA-Klassifikation der Herzinsufffizienz erlaubt der EHRA-Score eine schnelle und einfache Evaluierung der Symptomatik von Vorhofflimmern und ist geeignet, in den nächsten Jahren in die klinische Routine übernommen zu werden.

1.4 Folgen

Galt Vorhofflimmern in früheren Zeiten noch als EKG-Schönheitsfehler ohne wesentliche weitere Konsequenzen, hat sich diese Beurteilung in den letzten Jahrzehnten erheblich gewandelt. Vorhofflimmern führt zu einer Steigerung der Mortalität auf das Doppelte [17, 19]. Ob Vorhofflimmern als unabhängiger Risikofaktor zu beurteilen ist oder ob die Arrhythmie eher mit anderen Risikofaktoren vergesellschaftet ist, die zu einer Erhöhung der Sterblichkeit führen, ist zum gegenwärtigen Zeitpunkt noch nicht eindeutig geklärt [6, 10, 11].

Ursächlich für die Steigerung der Mortalität ist vor allem eine erhöhte Rate an kardiovaskulären Ereignissen zu sehen, dabei kommt insbesondere der deutlich erhöhten Anzahl an Schlaganfällen ein großer Stellenwert zu [6]. Schlaganfälle bei Patienten mit Vorhofflimmern verlaufen schwerer als bei Patienten ohne Vorhofflimmern und führen häufiger zu bleibenden neurologischen Defiziten oder zum Tod [6].

Vorhofflimmern kann darüber hinaus die linksventrikuläre Pumpfunktion beeinträchtigen, hierbei spielen die schnelle und unregelmäßige Ventrikelkontraktion und der Verlust der atrialen Pumpleistung mit der Folge des erhöhten enddiastolischen linksventrikulären Füllungsdrucks eine Rolle. Im Rahmen einer tachysystolischen Kardiomyopathie mit Einschränkung der linksventrikulären Pumpfunktion kann es zum akuten kardialen low-output-Syndrom kommen [10, 11].

Die Hospitalisierung mit Vorhofflimmern ist häufig, die häufigsten Ursachen hierbei sind das akute Koronarsyndrom, die Symptome einer Herzinsuffizienz, thrombembolische Komplikationen und die eigentliche Behandlung der Arrhythmie [6].

Bei Patienten mit Vorhofflimmern kommt es darüber hinaus vermehrt zu einer Beeinträchtigung der kognitiven Leistung, vermutlich bedingt durch zerebrale Mikroembolien [20]. Insgesamt betrachtet haben Patienten mit Vorhofflimmern eine deutlich eingeschränkte Lebensqualität verglichen mit der Gesamtbevölkerung, aber auch verglichen mit Patienten mit einer koronaren Herzkrankheit, die einen stabilen Sinusrhythmus aufweisen [21].

1.5 Ökonomische Aspekte

Aufgrund der Häufigkeit von Vorhofflimmern und den schwerwiegenden Folgen dieser Arrhythmie kommt dieser Rhythmusstörung nicht nur ein hoher medizinischer, sondern auch ein hoher ökonomischer Stellenwert zu. Berechnungen aus dem Institut für Sozialmedizin der Charité Berlin, die in einer Internetpublikation veröffentlicht wurden, zeigen für das Jahr 2006 Gesamtkosten durch Vorhofflimmern und die direkten Folgeerkrankungen für das deutsche Gesundheitssystem in Höhe von 680 Mio. €. Dabei macht die Behandlung ischämischer und hämorrhagischer Ereignisse mit 440 Mio. € (ca. 65%) den größten Anteil aus [22].

1.6 Prädisponierende Faktoren

Vorhofflimmern ist assoziert mit einer Reihe von kardiovaskulären Erkrankungen, welche das Entstehen und den Unterhalt der Arrhythmie durch einen Einfluss auf das atriale Substrat begünstigen. Nicht immer ist der kausale Zusammenhang exakt nachweisbar, so zeigen manche Faktoren eher ein global erhöhtes kardiovaskuläres Risiko oder eine Myokardschädigung als eine einfache kausale Relation an [6].

Daten aus dem Euro Heart Survey 2005 [10] zeigen als häufigsten prädisponierenden Faktor der Entstehung von Vorhofflimmern die arterielle Hypertonie. Von 5.264 erfassten Patienten mit Vorhofflimmern wiesen 62% eine behandlungsbedürftige arterielle Hypertonie auf.

Eine koronare Herzkrankheit kann bei ca. 30% aller Patienten mit Vorhofflimmern nachgewiesen werden, ob dabei eine atriale Ischämie per se die Entstehung von Vorhofflimmern begünstigen kann und wie Vorhofflimmern die Koronarperfusion beeinflusst, ist bisher nicht eindeutig geklärt.

Eine symptomatische Herzinsuffizienz, i.e. NYHA-Klasse II-IV, kann bei ca. 30% der Patienten mit Vorhofflimmern dokumentiert werden. Von der anderen Seite betrachtet, kann bei ca. 30-40% der Herzinsuffizienz-Patienten Vorhofflimmern nachgewiesen werden. Dabei ist zu beachten, dass sowohl Vorhofflimmern durch eine schnelle und unregelmäßige Ventrikelkontraktion und den Verlust der atrialen Pumpleistung mit der Folge des erhöhten enddiastolischen linksventrikulären Füllungsdrucks eine Herzinsuffizienz bedingen kann, als auch eine Herzinsuffizienz durch atriale Volumenbelastung mit erhöhtem atrialen Druck und sekundärer Klappendysfunktion zu Vorhofflimmern führen kann.

Daten aus dem Euro Heart Survey von 2005 [10] und dem deutschlandweiten Register des Kompetenznetz Vorhofflimmern aus dem Jahr 2009 [11] dokumentieren bei ca. 30% der Patienten mit Vorhofflimmern Klappendysfunktionen. Vorhofflimmern kann eine frühe Manifestation einer behandlungsbedürftigen Mitralklappenstenose oder einer Mitralklappeninsuffizienz sein. Vorhofflimmern entsteht dabei vorwiegend durch eine Dilatation des linken Vorhofs mit einer Veränderung des Substrats. Das eigentliche „rheumatische Vorhofflimmern", bedingt durch eine erworbene Mitralklappenstenose nach Streptokokken-allergischer Endokarditis [23], ist durch den frühzeitigen Einsatz einer antibiotischen Therapie in Europa selten geworden [24, 25].

Im Register des Kompetenznetz Vorhofflimmern [11] wurde bei 20% aller Patienten mit Vorhofflimmern ein behandlungsbedürftiger Diabetes mellitus nachgewiesen; eine Adipositas fand sich bei 25% aller Patienten. Der mittlere Body-Mass-Index lag hier bei 27,5 kg/m^2.

Kardiomyopathien können bei 10% aller Patienten mit Vorhofflimmern nachgewiesen werden, hier sind auch die primär elektrischen kardialen Erkrankungen mit eingeschlossen.

Eine behandelbare Ursache des Vorhofflimmerns stellt die Schilddrüsenüberfunktion dar. Mit Normalisierung der Schilddrüsenhormone durch eine thyreostatische Therapie kommt es in vielen Fällen auch zur Rhythmisierung des Patienten [26].

Weitere relevante Begleiterkrankungen stellen die chronisch-obstruktive Lungenerkrankung (bei ca. 10% der Patienten) und das Schlaf-Apnoe-Syndrom dar [11].

Auf den Zusammenhang zwischen Alter und dem Auftreten von Vorhofflimmern war bereits hingewiesen worden [6].

1.7 Pathophysiologie

Bei der Entstehung von Vorhofflimmern sind mehrere pathophysiologische Ansätze zu betrachten. Zum einen werden strukturelle Ursachen auf intrazellulärer und extrazellulärer Ebene beschrieben, die das Entstehen und den Unterhalt von Vorhofflimmern begünstigen. Zum anderen sind elektrophysiologische Mechanismen wichtig, welche die Initiation von Vorhofflimmern bedingen. Darüber hinaus werden Prozesse dargestellt, die für eine Chronifizierung der Rhythmusstörung sorgen.

Vor der Erstmanifestation der Arrhythmie kommt es durch jedwede Art einer strukturellen Herzerkrankung zu einer Schädigung der atrialen Matrix auf zellulärer und intrazellulärer Ebene. Myozyten sterben im Sinne einer Apoptose ab, es kommt zu lokalen Nekrosen und einer Hypertrophie der verbliebenen Myozyten, bei denen es zusätzlich zu einer Dedifferenzierung kommt. Gap junctions werden umverteilt und intrazellulär ist eine Substratakkumulation, u.a. von Glykogen, zu verzeichnen [6]. Extrazellulär kommt es zu einer verstärkten Fibrosierung, zu einer Anhäufung von Amyloid und zu inflammatorischen Prozessen. Die intra- und extrazellulären Veränderungen führen zu einer strukturellen Inhomogenität, die sich in veränderten lokalen elektrischen Leitungseigenschaften äußert. Es werden kleine lokale Reentry-Kreise möglich, die Vorhofflimmern unterhalten können [6].

Ist Vorhofflimmern erst einmal entstanden, kommt es zu weiteren Veränderungen der elektrophysiologischen Eigenschaften, der mechanischen Funktion und der atrialen Ultrastruktur [27]. Daoud et al. [28] beschreibt eine Verkürzung der atrialen Refraktärzeit, die hauptsächlich durch eine Down-Regulation von einwärts gerichteten Ca^{2+}-Kanälen und der Up-Regulation von einwärts gerichteten K^+-Kanälen bedingt ist. Die Verkürzung der Refraktärzeit führt zu einer Erhaltung der Arrhythmie auf atrialer Ebene. Nach Wiedereinsetzen eines Sinusrhythmus kommt es innerhalb weniger Tage zu einer Normalisierung der atrialen Refraktärzeit.

Parallel zur Verkürzung der Refraktärzeit bei bestehendem Vorhofflimmern kommt es durch einen verminderten einwärts gerichteten Ca^{2+}-Strom und eine Verminderung der Freisetzung von Ca^{2+}-Ionen aus intrazellulären Speichern zu einer Reduktion der atrialen Kontraktilität [6], die sich nach Wiederherstellung eines Sinusrhythmus ebenfalls innerhalb einiger Tage erholt.

Zusätzlich zu den strukturellen Veränderungen, welche die Entstehung und den Unterhalt von Vorhofflimmern möglich machen, kommen elektrophysiologische Mechanismen. Haissaguerre et al. [29] beschrieb 1998 erstmals das Entstehen von Vorhofflimmern durch Foci, welche durch ektope Aktivität zu einer Initiation von Vorhofflimmern führen. Die Hauptlokalisation dieser ektopen Foci liegt nach Haissaguerre im ostialen Bereich der Pulmonalvenen, selten finden sich Foci auch im Bereich der Vena cava superior, im Koronarvenensinus, im Vorhofohr und im Bereich der linksatrialen Hinterwand. Die Entdeckung der fokalen Initiation von Vorhofflimmern aus den Pulmonalvenen hat zur Entwicklung des Konzeptes der Pulmonalvenenisolation geführt.

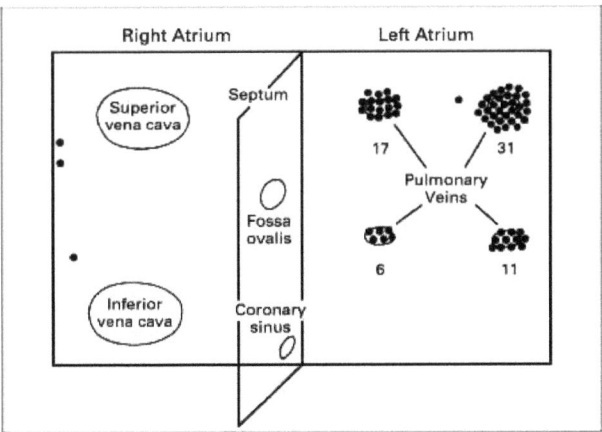

Abb. 3: Die Initiierung von Vorhofflimmern durch Trigger. Lokalisation von ektopen Foci nach Haissaguerre et al., 1998 [29]

Zusätzlich zum fokalen Mechanismus der Entstehung von Vorhofflimmern ist die bereits 1959 von Moe JK veröffentlichte „multiple wavelet"-Hypothese hinsichtlich des Erhaltes von Vorhofflimmern zu beachten [30]. Nach Beginn von Vorhofflimmern etablieren sich aufgrund der beschriebenen strukturellen Inhomogenität verschiedene Wellen der elektrischen Erregung im Vorhof, die auf chaotische Weise aufeinandertreffen und je nach Refraktärität und Interaktionen von Wellenfront oder Wellental neue Wellen generieren. Durch Fusion oder Blockierung ist eine Reduktion von Wellen möglich. Eine hinreichende Anzahl von Wellenbewegungen etabliert einen anhaltenden chaotischen Ablauf der Erregung in den Vorhöfen und führt zu einer Chronifizierung der elektrischen Instabilität [30].

1.8 Klinischer Verlauf
Die Erkrankung Vorhofflimmern zeigt in der Regel ohne entsprechende Behandlung einen chronischen Verlauf, nur bei einem geringen Anteil der Patienten mit paroxysmalem Vorhofflimmern kommt es zu einem Sistieren der Progression [31].
Vor der symptomatischen Erstmanifestation treten kurze, selbstlimitierende Phasen von Vorhofflimmern auf, die vom Patienten nicht bemerkt werden [6]. Mit dem Auftreten erster symptomatischer Episoden wird ärztlicher Rat gesucht. Ohne Einleitung einer Therapie kommt es dann zunächst zu häufigeren und länger anhaltenden Episoden, bis

schließlich anhaltendes Vorhofflimmern entsteht, das nicht mehr spontan terminiert [31]. Für einen weiteren Zeitraum kann dann durch eine medikamentöse oder elektrische Kardioversion wiederum ein Sinusrhythmus erzielt werden [31, 32]. Ist auch das nicht mehr möglich, hat die chronische Erkrankung Vorhofflimmern ihren Endpunkt erreicht [31, 33]. Die Rhythmusstörung besteht dann dauerhaft.

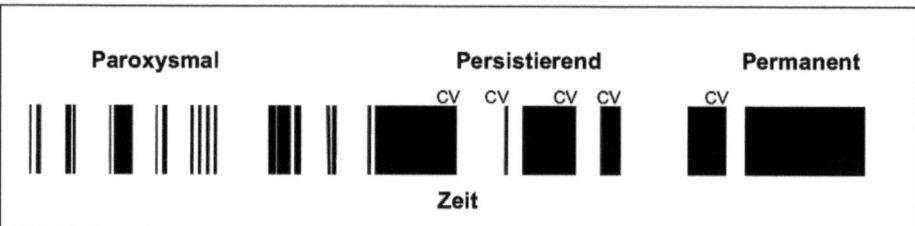

Abb. 4: Progression von Vorhofflimmern nach [6]. (CV: Kardioversion)

Mit der zunehmenden Etablierung der Arrhythmie ergibt sich vielfach eine Änderung der Symptomatik des Patienten [34]. Nach Durchlaufen der unbemerkten kurzen Phasen von Vorhofflimmern vor der Erstdokumentation kommt es im Stadium der selbstlimitierenden Episoden zu einer häufig recht ausgeprägten Symptomatik mit Palpitationen, Herzrasen und Belastungsdyspnoe. Im Laufe der Chronifizierung der Rhythmusstörung nimmt die spezifische Beschwerdesymptomatik regelhaft ab, es steht dann die Symptomatik Leistungsinsuffizienz und Belastungsdyspnoe im Vordergrund [34]. Die Symptomatik ist jedoch interindividuell höchst unterschiedlich und kann von Beschwerdefreiheit bis hin zu einem großen Verlust an Lebensqualität reichen [35].

1.9 Klassifikation

Nach den Empfehlungen der Leitlinien der Europäischen Gesellschaft für Kardiologie [6] spricht man im Stadium der selbstlimitierenden Episoden von paroxysmalem Vorhofflimmern. Die spontanen Episoden dauern dabei in der Regel nicht länger als 48 Stunden, per definitionem ist aber auch eine Dauer von bis zu sieben Tagen möglich.

Die Rhythmusstörung wird als persistierendes Vorhofflimmern bezeichnet, wenn die Arrhythmie länger als sieben Tage dauert oder es einer Terminierung mittels medikamentöser oder elektrischer Kardioversion bedarf. Besteht die Rhythmusstörung länger als ein Jahr und wird eine Rhythmuskontrolle mit dem Erzielen eines Sinusrhythmus angestrebt, ist die Arrhythmie als lang anhaltendes persistierendes Vorhofflimmern (long-standing persistant atrial fibrillation) zu klassifizieren.

Die Bezeichnung permanentes Vorhofflimmern wird erst angewandt, wenn das dauerhafte Bestehen der Arrhythmie vom Patienten und Arzt akzeptiert wird und keine Versuche der Rhythmisierung mehr unternommen werden.

1.10 Behandlungsstrategien

Bei der Behandlung von Vorhofflimmern sind zwei wesentliche Aspekte zu berücksichtigen: Zum einen müssen die Symptome des Patienten gelindert werden und zum anderen sollte die erhöhte Mortalität und Morbidität gesenkt werden.

Die Erhöhung der Mortalität und der Morbidität bei Vorhofflimmern ist zu einem großen Teil auf eine erhöhte Rate an thrombembolischen Ereignissen zurückzuführen [36]. Um eine Verbesserung der Prognose der Patienten erreichen zu können, müssen diese fatalen Ereignisse verhindert werden. Dies ist in erster Linie durch eine effektive, aber möglichst nebenwirkungsarme Antikoagulation zu erreichen. Eine Metaanalyse durch Hart et al. von 2007 [36] zeigt eine relative Risikoreduktion von 67% bezüglich ischämischer Schlaganfälle durch den Einsatz von Vitamin-K-Antagonisten. Auch eine Senkung der Mortalität durch die Behandlung mit Vitamin-K-Antagonisten ist eindeutig belegt, die zitierte Metaanalyse [36] zeigt diesbezüglich eine relative Risikoreduktion von 27%.

Zur Behandlung der Symptome von Vorhofflimmern gibt es die Konzepte der „*Frequenzkontrolle*", welche eine Normalisierung der Ventrikelfrequenz unter Vorhofflimmern durch Reduktion der AV-Überleitungsfrequenz zum Ziel hat, und der „*Rhythmuskontrolle*", die durch medikamentöse antiarrhythmische Therapie, durch elektrische Kardioversion und durch Ablationsbehandlung den Erhalt des Sinusrhythmus verfolgt.

Über die genannten Strategien hinaus ist für eine optimale Behandlung der kardiovaskulären Begleiterkrankungen zu sorgen.

1.10.1 Frequenzkontrolle versus Rhythmuskontrolle

Soll der Patient im Vorhofflimmern belassen werden und reicht eine Reduzierung der AV-Überleitungskapazität zur Senkung der Ventrikelfrequenz aus? Oder sollte besser eine dauerhafte Rhythmisierung des Patienten angestrebt werden? Und kann durch eine Wiederherstellung des Sinusrhythmus zusätzlich auch die Prognose des Patienten verbessert werden?

Die 2002 veröffentlichte AFFIRM-Studie [37] konnte keinen Unterschied in der Gesamt-Mortalität und in der Schlaganfallhäufigkeit zwischen Patienten, die einer frequenzkontrollierten Behandlung bzw. einer rhythmuskontrollierten Behandlung unterzogen wurden, nachweisen. Die RACE-Studie [38], die ebenfalls 2002 veröffentlicht wurde, zeigte keinen Unterschied zwischen beiden Strategien hinsichtlich kardiovaskulärer Mortalität und Morbidität. Es ergibt sich aus beiden Studien keine Indikation zum Rhythmuserhalt aus prognostischer Sicht.

Demnach bedürfen Patienten mit Vorhofflimmern, die keine Beschwerdesymptomatik angeben, keiner rhythmuserhaltenden Therapie, die Indikation zum Rhythmuserhalt ergibt sich auf Grundlage dieser Daten ausschließlich aus der Symptomatik.

Post-hoc-Analysen der AFFIRM-Daten [6] zeigen jedoch, dass Nebenwirkungen der im Rahmen der Frequenzkontrolle eingesetzten Antiarrhythmika günstige Effekte des stabilisierten Sinusrhythmus aufheben könnten, so dass Mittel zum Erhalt des Sinusrhythmus mit einem geringen Nebenwirkungsprofil möglicherweise doch günstige Effekte auf die Prognose haben könnten. Neue Daten ergeben zumindest einen Hinweis auf einen in dieser Hinsicht notwendig werdenden Paradigmenwechsel.

Die ATHENA-Studie [39] konnte hinsichtlich des kombinierten Endpunktes Tod und kardiovaskuläre Hospitalisierung einen signifikanten Benefit einer antiarrhythmischen Therapie mit Dronedaron gegenüber Placebo nachweisen. Weitere Studien hinsichtlich des Rhythmuserhaltes mit nebenwirkungsarmen Antiarrhythmika sind erforderlich. Bezüglich des Rhythmuserhaltes mittels Ablation laufen derzeit die CASTLE-AF-Studie [40] und die CABANA-Studie [41].

Bis weitere Erkenntnisse in dieser Hinsicht vorliegen, basiert die Entscheidung über eine frequenzkontrollierte Behandlung oder rhythmuserhaltende Therapie weiterhin auf der klinischen Symptomatik des Patienten.

1.10.2 Medikamentöse Frequenzkontrolle

Zur langfristigen frequenzkontrollierten Behandlung werden üblicherweise Betablocker, Kalziumantagonisten und Digitalis-Präparate eingesetzt. Zu beachten ist, dass Digitalis-Derivate die Herzfrequenz nur in Ruhe, nicht jedoch unter Belastung senken [6]. Bei Patienten, die nur noch in geringem Umfang körperlich aktiv sind, können Digitalis-Präparate als Monotherapie eingesetzt werden. Bei körperlich aktiven Patienten ohne strukturelle Herzerkrankung werden Betablocker und Kalziumantagonisten, gegebenenfalls auch in Kombination mit Digitalis-Präparaten, angewendet. Eine Monotherapie mit Digitalis-Derivaten ist bei diesen Patienten nicht empfehlenswert [6]. Bei einer vorbestehenden Herzinsuffizienz sollten Kalziumantagonisten aufgrund der negativ inotropen Wirkung vermieden werden. Als therapeutisches Ziel wird nach neuen Erkenntnissen aus der RACE-II-Studie [42] eine Ruhe-Herzfrequenz von unter 110 Schlägen pro Minute angesehen. Bei therapierefraktärer Frequenzkontrolle kann die Ablation des AV-Knotens nach Implantation eines Herzschrittmachers erwogen werden.

1.10.3 Medikamentöse Rhythmuskontrolle

Zur medikamentösen Stabilisierung des Herzrhythmus stehen derzeit mehrere Substanzklassen zur Verfügung. Das im Vordergrund stehende Therapieziel bei der Anwendung von Antiarrhythmika ist die Beseitigung der Beschwerden des Patienten, für eine Prognoseverbesserung durch nebenwirkungsarme Antiarrhythmika gibt es erste Hinweise [39].

Allgemein ist zur Anwendung von Antiarrhythmika zu sagen, dass die Erfolgsaussichten für die Etablierung eines anhaltend stabilen Sinusrhythmus mäßig sind [43]. Darüber hinaus treten proarrhythmische Effekte und extrakardiale Nebenwirkungen relativ häufig auf [44].

Betablocker werden in der Behandlung von Vorhofflimmern häufig eingesetzt, sie sind relativ nebenwirkungsarm und gut verträglich. Günstige Effekte haben Betablocker in der Behandlung der häufigsten Begleiterkrankungen, der arteriellen Hypertonie und der koronaren Herzkrankheit. Ihre antiarrhythmische Potenz ist allerdings relativ gering, die Bedeutung in der Therapie von Vorhofflimmern liegt jedoch auch in einem frequenzlimitierenden Effekt in Phasen von Vorhofflimmern, was die Symptomatik der Patienten deutlich reduzieren kann [6].

Die Antiarrhythmika der Klasse Ic, Flecainid und Propafenon, verdoppeln die Wahrscheinlichkeit, einen stabilen Sinusrhythmus zu erreichen [43]. Diese Substanzen sollten aufgrund beobachteter proarrhythmischer Effekte nicht bei Patienten mit einer koronaren Herzkrankheit oder einer eingeschränkten linksventrikulären Pumpfunktion eingesetzt werden [45]. Flecainid sollte wegen der Möglichkeit einer Umwandlung von Vorhofflimmern in Vorhofflattern mit schneller Überleitung auf die Ventrikel mit einem Betablocker kombiniert werden [46]. Propafenon hat zusätzlich zur Natriumkanalblockade einen leichten β-blockierenden Effekt und muss daher nicht in Kombination mit einem Betablocker gegeben werden. Die antiarrhythmische Potenz von Propafenon und Flecainid ist vergleichbar [47]. Amiodaron aus der Gruppe der Antiarrhythmika der Klasse III hat die stärkste antiarrhythmische Wirkung aller zur Verfügung stehenden Präparate [48]. Amiodaron kann auch bei Patienten mit struktureller Herzerkrankung und bei Patienten mit einer Einschränkung der linksventrikulären Pumpfunktion eingesetzt werden [49]. Proarrhythmische Effekte sind selten, jedoch sollte unter Amiodaron ein Monitoring der QT-Zeit erfolgen, um gegebenenfalls auf eine medikamenteninduzierte Verlängerung der QT-Zeit reagieren zu können [50]. Amiodaron hat ein ausgeprägtes extrakardiales Nebenwirkungsprofil, das nicht selten zum Abbruch der Therapie führt. Beschrieben sind insbesondere die Lungenfibrose, die Hyperthyreose, Hornhautablagerungen und Photodermatosen [51]. Aufgrund dieses Nebenwirkungsspektrums kann Amiodaron bei Vorhofflimmern nicht Therapie der ersten Wahl sein [3].

Der Wunsch nach Weiterentwicklung von Amiodaron zu einer Substanz mit weniger gravierenden Nebenwirkungen bei vergleichbarer Effektivität hat zur Einführung von Dronedaron geführt. Dieses Medikament ist seit 2010 in Deutschland zugelassen. In der ATHENA-Studie [39] konnte für Dronedaron gegenüber Placebo eine signifikante Senkung des kombinierten Endpunktes Tod und kardiovaskuläre Hospitalisierung nachgewiesen werden. Erstmals wurde damit für eine antiarrhythmische Substanz ein prognostisch günstiger Effekt dokumentiert. Bezüglich der Effektivität konnte in der DIONYSOS-Studie [52] eine geringere Potenz im Erhalt des Sinusrhythmus von Dronedaron gegenüber Amiodaron dokumentiert werden. Beide Studien zeigen jedoch ein günstiges Nebenwirkungsprofil für Dronedaron. Für die Behandlung von Patienten mit einer Herzinsuffizienz NYHA III-IV im Rahmen einer hochgradig eingeschränkten linksventrikulären Pumpfunktion kann Dronedaron nicht empfohlen werden, da in der ANDROMEDA-Studie [53] für dieses Patientenkollektiv eine erhöhte Mortalität aufgezeigt werden konnte, was zu einem vorzeitigen Abbruch der Studie führte.

Die antiarrhythmische Behandlung ist für jeden Patienten anhand der Begleiterkrankungen individuell festzulegen. Erster therapeutischer Ansatz ist zumeist der Einsatz von Betablockern. Bei symptomatischen Rezidiven unter dieser Behandlung ist der Einsatz von spezifischen antiarrhythmischen Medikamenten zu erwägen. Patienten ohne strukturelle Herzerkrankung (oder nur in geringer Ausprägung) können im Prinzip jedes der verfügbaren Antiarrhythmika erhalten. Aufgrund des günstigen Nebenwirkungsprofils sollten jedoch bevorzugt Klasse-1c-Antiarrhythmika oder Dronedaron eingesetzt werden. Patienten mit einer koronaren Herzkrankheit sollten nicht mit Klasse-1c-Antiarrhythmika behandelt werden, bei diesen Patienten ist Dronedaron eine gute Behandlungsoption. Bei Patienten mit einer Herzinsuffizienz kann im Stadium NYHA I-II Dronedaron oder Amiodaron gegeben werden, bei einer Einordnung in die NYHA-Klassen III-IV sollte ausschließlich Amiodaron eingesetzt werden [6].

1.11 Kardioversion

Patienten, bei denen die chronische Erkrankung Vorhofflimmern so weit fortgeschritten ist, dass es nicht mehr zu einer spontanen Terminierung der Arrhythmie kommt, bedürfen bei einer entsprechenden klinischen Symptomatik einer Kardioversion. Auch im Stadium des paroxysmalen Vorhofflimmerns kann eine Kardioversion notwendig werden, wenn die Symptomatik so ausgeprägt ist, dass ein spontanes Ende der Rhythmusstörung nicht abgewartet werden kann. Eine Kardioversion kann medikamentös erfolgen oder elektrisch durchgeführt werden. Vor der Rhythmisierung ist sicherzustellen, dass kein Thrombus auf Vorhofebene vorliegt, der nach Rhythmisierung ausgeschwemmt wird und zu einem Apoplex führen kann. Bei einer weniger als 48 Stunden bestehenden Rhythmusstörung ist es unwahrscheinlich, dass sich bereits ein Thrombus im linken Vorhofohr gebildet hat [6]. In diesem Fall kann eine Kardioversion unverzüglich durchgeführt werden. Bei länger bestehendem Vorhofflimmern ist nach den aktuellen Empfehlungen der Fachgesellschaften [6] eine mindestens dreiwöchige effektive orale Antikoagulation vor einer Kardioversion erforderlich oder ein Thrombus auf Vorhofebene mittels transösophagealer Echokardiografie auszuschliessen.

Die medikamentöse Kardioversion ist weniger effektiv in der Etablierung eines Sinusrhythmus als die elektrische Kardioversion. Allerdings bedarf es keiner Sedierung und Anästhesie, wie es bei der elektrischen Kardioversion erforderlich ist. Die am häufigsten angewendeten Substanzen sind Flecainid, Propafenon und Amiodaron. Für Flecainid ist eine Konversionsrate von 67-92% innerhalb von sechs Stunden beschrieben [6]. Die Konversion durch Amiodaron hat ähnliche Erfolgsraten, tritt jedoch erst verzögert ein [6].

Die elektrische Kardioversion wird in einer Kurznarkose unter Monitoring der Vitalparameter durchgeführt. Eine Reanimationsbereitschaft muss gewährleistet sein. Die biphasische synchronisierte Kardioversion ist heutzutage Standard, die anterior-posteriore Positionierung der Elektroden ist dabei am effektivsten [54].

Die Kardioversion birgt das Risiko einer thrombembolischen Komplikation, diese werden in 1-2% aller Kardioversionen beschrieben [6]. Durch einen sorgfältigen Ausschluss eines Thrombus auf Vorhofebene und eine effektive Antikoagulation im Vorfeld kann dieses Risiko minimiert werden. Ein prolongierter Sinusknotenstillstand kann nach Kardioversion insbesondere bei älteren Patienten und bei Patienten mit einer hochdosierten antiarrhythmischen Therapie auftreten und bedarf gegebenenfalls einer notfallmäßigen Stimulation durch einen externen oder internen Schrittmacher. Die Induktion von ventrikulären Arrhythmien ist selten, kann aber bei einer Hypokaliämie, eine Digitoxinintoxikation oder einer fehlenden Synchronisation der Schockabgabe vorkommen.

1.12 Katheterablation

Die Ablation von Vorhofflimmern beruht auf der bahnbrechenden Entdeckung von Michel Haissaguerre, der 1998 die Initiation von Vorhofflimmern durch ektope Foci in den Ostien der Pulmonalvenen erstmals beschrieb [29]. Zu diesem Zeitpunkt waren Ablationen anderer supraventrikulärer Tachykardien schon Teil der klinischen Routine, da die jeweils zugrundeliegenden Mechanismen bekannt waren. Insbesondere die Ablation des cavotrikuspidalen Isthmus bei typischem Vorhofflattern, die Ablation des Slow-Pathway bei AV-Knotenreentrytachykardie und die Ablation akzessorischer Leitungsbahnen beim WPW-Syndrom waren bereits etabliert. Bezüglich einer ablativen Therapie der häufigsten Arrhythmie, des Vorhofflimmerns, gab es jedoch keine klaren Konzepte. Während der empirischen Anlage linearer Läsionen im linken Vorhof, die als pragmatischer Ansatz bei therapierefraktärem Vorhofflimmern von der Arbeitsgruppe Haissaguerres in Bordeaux durchgeführt wurde, konnte die spontane Initiation von Vorhofflimmern durch ektope Impulse aus den Ostien der Pulmonalvenen beobachtet werden. Ursächlich sind dabei fokale Trigger oder Mikro-Reentry-Kreise, die im heterogenen Gewebe des Übergangs zwischen Atrium und Pulmonalvenen lokalisiert sind. Weitere Foci, etwa in der Vena cava superior, im Koronarvenensinus, im linken Vorhofohr und in der linksatrialen Hinterwand, haben nur selten eine klinische Bedeutung.

Zunächst wurde versucht, basierend auf den beschriebenen Mechanismen, eine direkte Ablation der Foci in den Pulmonalvenen durchzuführen. Dieser Ansatz erfordert allerdings zur Lokalisation die Aktivität der Foci während der Ablationsbehandlung. Bei fehlender spontaner Aktivität der ektopen Foci gelingt eine Induktion der elektrischen Triggermechanismen auf pharmakologischem Weg oder durch Stimulation nur unzureichend, so dass es zu einer großen Anzahl an Rezidiven nach erfolgter Ablation kam. Als ein weiteres Problem stellte sich das Auftreten von symptomatischen Pulmonalvenenstenosen nach erfolgter Ablation in der Tiefe der Pulmonalvenen durch überschießende Narbenbildung dar.

Es wurden daraufhin von verschiedenen Arbeitsgruppen Konzepte zur Ablation von Vorhofflimmern entwickelt. Dabei erwies sich die Anlage linearer Läsionen um die Ostien der Pulmonalvenen als am erfolgreichsten [55]. Durch die Verlagerung der Ablation aus der Tiefe der Pulmonalvenen heraus in den ostialen Bereich kam es zudem zu einem deutlichen Rückgang in der Entstehung von Pulmonalvenenstenosen. Wurden in früheren Jahren segmentale Läsionen um jede einzelne der vier Pulmonalvenen angelegt, verfolgen zum gegenwärtigen Zeitpunkt viele Arbeitsgruppen die Anlage von zwei zirkumferentiellen Ablationslinien jeweils um beide laterale und beide septale Pulmonalvenen. Als Endpunkt wird bei beiden Strategien in der Regel die komplette elektrische Isolation der Pulmonalvenen mit Nachweis eines Entry- und Exitblocks angestrebt, dabei wird die Isolation mit Hilfe eines in die Pulmonalvenen eingebrachten Spiralkatheters nachgewiesen [55]. Eindeutige Daten bezüglich der zu verfolgenden Ablationsstrategie und des Endpunkts stehen aber weiterhin aus.

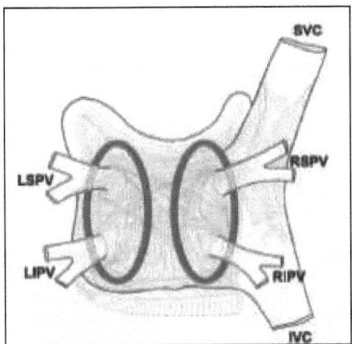

Abb. 5: Strategie der zirkumferentiellen Pulmonalvenenisolation. Modifiziert nach [55], Darstellung von posterior (LSPV: linke obere Pulmonalvene, LIPV: linke untere Pulmonalvene, RSPV: rechte obere Pulmonalvene, RIPV: rechte untere Pulmalvene, SVC: Vena cava superior, IVC: Vena cava inferior)

Bei Patienten mit paroxysmalem Vorhofflimmern wird im ersten interventionellen Therapieansatz die komplette Pulmonalvenenisolation angestrebt [55]. Rezidive von Vorhofflimmern sind fast ausschließlich auf eine Erholung der Leitung in die Pulmonalvenen zurückzuführen, so dass eine entsprechende Re-Ablation erforderlich werden kann [56].

Im Stadium einer bereits erfolgten Chronifizierung der Arrhythmie mit entsprechender Substratveränderung ist das elektrophysiologische Vorgehen nicht einheitlich. Bei persistierendem Vorhofflimmern wird von einigen Zentren zusätzlich zur elektrischen Isolation primär eine Substratmodifikation angestrebt, die durch Anlage linksatrialer Linien erreicht werden soll. Hierbei kommen eine sogenannte Dachlinie zwischen lateral oberer und septal oberer Pulmonalvene, eine anteriore Linie zwischen lateral oberer Pulmonalvene und Mitralklappenring und eine Ablation des linksatrialen Isthmus zwischen lateral unterer Pulmonalvene und Mitralklappenring zum Einsatz. Bei lang anhaltendem persistierenden Vorhofflimmern kann darüber hinaus eine Ablation fraktionierter Potentiale erfolgen, die als elektrophysiologisches Substrat von kreisenden Erregungen gelten, welche Vorhofflimmern in einem chronifizierten Stadium unterhalten.

Bezüglich der skizzierten Therapiestrategien wurde ein Expertenkonsens über die Grenzen der verschiedenen Fachgesellschaften hinweg angestrebt, der 2007 in Europace veröffentlicht wurde und eine Annäherung der verschiedenen Vorgehensweisen bei der Katheterablation von Vorhofflimmern erreichen sollte [55]. Hat sich die Ablationsstrategie bei paroxysmalem Vorhofflimmern inzwischen weitgehend vereinheitlicht, finden sich bei persistierendem Vorhofflimmern und bei lang persistierendem Vorhofflimmern jedoch weiterhin unterschiedliche Vorgehensweisen.

1.12.1 Technik der Pulmonalvenenisolation

Die Katheterablation von Vorhofflimmern wird in den meisten Zentren unter einer milden Sedierung durchgeführt, hierbei kommen vor allem Midazolam, Fentanyl sowie Propofol zum Einsatz. Eine Ablation in Intubationsnarkose erfolgt selten.

Nach Schaffung der Zugangswege, in der Regel Zugänge über die Vena femoralis dextra und über die Vena subclavia sinistra sowie für ein arterielles Blutdruckmonitoring über die A. radialis, erfolgt die transseptale Punktion. Hierfür wird zur Orientierung neben der Röntgendurchleuchtung eine Druckmessung an der Spitze der Punktionsnadel verwendet. In einigen Zentren wird die Orientierung für die transseptale Punktion zusätzlich durch eine simultane transösophageale Echokardiografie unterstützt. Für eine zeitgleiche Beurteilung der Pulmonalvenensignale während der Hochfrequenzapplikation mit einem Ablationskatheter ist eine zweimalige transseptale Punktion erforderlich. Nach Vorbringen der Schleusen in den linken Vorhof werden die Pulmonalvenen mit Kontrastmittel dargestellt. Dieses dient einerseits dem Ausschluss bestehender Pulmonalvenenstenosen, andererseits aber auch bereits der Gewinnung einer dreidimensionalen Vorstellung der anatomischen Bedingungen für den Untersucher.

Im Weiteren wird entsprechend des gewählten Konzeptes entweder eine dreidimensionale Rekonstruktion des linken Vorhofs und der Pulmonalvenenostien mit Hilfe eines elektroanatomischen Mappingsystems erstellt oder es wird ohne Erstellung einer dreidimensionalen Rekonstruktion fortgefahren. In diesem Fall erfolgt die weitere Navigierung der Katheter über die fluroroskopische Beurteilung und anhand von lokalen elektrischen Signalen. Ein Mappingsystem dagegen macht die virtuelle Darstellung der Katheter im erstellten Modell möglich. Nach Einbringen eines diagnostischen Spiralkatheters zur Beurteilung der elektrischen Signale in den Pulmonalvenen erfolgt die Anlage linearer Läsionen um die jeweiligen ipsilateralen Pulmonalvenen. Bei der Anwendung eines dreidimensionalen Mappingsystems erfolgt eine Dokumentation der Lokalisation der HF-Applikationen im virtuellen Modell, bei der konventionellen Methode wird die Lokalisation der Stromabgaben im Wesentlichen anhand lokaler Potentiale am Ablationskatheter und anhand von Signalsequenzen des Spiralkatheters in der entsprechenden Pulmonalvene gesteuert. Die Ablation wird beendet, wenn eine komplette elektrische Isolation aller Pulmonalvenen erzielt ist. Zumeist wird vor Entfernung der Katheter aus dem linken Vorhof eine Wartezeit eingehalten, innerhalb derer auf eine mögliche Erholung der Leitung reagiert werden kann.

Die Ablation erfolgt in den meisten Zentren durch hochfrequenten Wechselstrom. Zwischen Katheterspitze und einer großflächigen Hautelektrode wird ein hochfrequenter Wechselstrom angelegt, der im Bereich der größten Energiedichte in unmittelbarer Nähe der Katheterspitze zu einer Erwärmung des Myokards führt. Hierdurch wird eine Nekrose hervorgerufen, die den Verlust der elektrischen Leitfähigkeit des Gewebes bedingt [57]. Zur Verbesserung der Tiefenwirkung wird die Hochfrequenzablation bei Ablation im linken Vorhof mit einer gekühlten Katheterspitze durchgeführt [58].

Einen alternativen therapeutischen Ansatz stellt die Kryoablation dar, hierbei wird die Ablation durch Kälteapplikation durchgeführt. Durch eine rasche Abkühlung des Myokards und der Bildung intrazellulärer Eiskristalle, die bei Wiedererwärmung zur irreversiblen Schädigung des Myokards führen, wird ein lokaler Verlust der elektrischen Leitfähigkeit hervorgerufen [59]. Die Kryoablation erfordert keine dreidimensionale Rekonstruktion des linken Vorhofs und erfolgt durch in zwei Größen erhältliche Ballons im Bereich der Pulmonalvenenostien. Diese Therapie stellt einen segmentalen Ansatz der Pulmonalvenenisolation dar. Für einen guten Ablationserfolg sind entsprechende anatomische Bedingungen erforderlich, da das System nur in begrenztem Umfang an individuelle Voraussetzungen angepasst werden kann [60].

1.12.2 Elektroanatomische Mappingsysteme
Für die Erstellung einer dreidimensionalen Rekonstruktion stehen aktuell im Wesentlichen zwei Systeme zur Verfügung. Es handelt sich um das CARTO-System der Firma Biosense Webster und um das ENSITE-System der Firma St. Jude Medical.
Die dreidimensionale Rekonstruktion mit dem CARTO-System (Biosense Webster, Inc., Diamond Bar, California, USA) basiert auf elektromagnetischen Prinzipien. Unter dem Patienten werden drei verschiedene magnetische Wechselfelder geringer Intensität aufgebaut. Mittels integrierter elektromagnetischer Sensoren an den Katheterspitzen ist es möglich, die durch Katheterbewegungen induzierten Spannungsänderungen innerhalb des Magnetfeldes zu messen und mit Hilfe mathematischer Algorithmen zu jedem Zeitpunkt die Position eines Katheters zu errechnen. Durch Abtasten der endokardialen Kontur mit einem entsprechenden Katheter kann eine dreidimensionale Rekonstruktion der Oberfläche errechnet werden und in einem Modell virtuell dargestellt werden. Zusätzlich zur räumlichen Information kann zu entsprechenden Oberflächenpunkten ein elektrisches Signal von der Katheterspitze gespeichert werden, was die Darstellung von Erregungsabläufen komplexer Rhythmusstörungen möglich macht. Das CARTO-System wurde vor einiger Zeit überarbeitet und wird jetzt unter dem Namen CARTO 3 vertrieben. Das Mapping und die Ablation können im Gegensatz zu anderen 3-D-Mappingverfahren nur mit speziellen Kathetern mit integrierten elektromagnetischen Sensoren erfolgen.

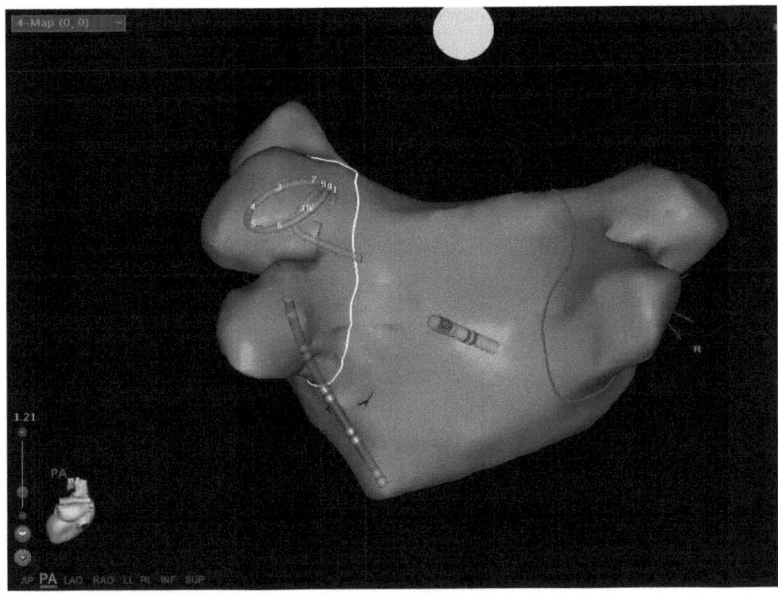

Abb. 6: Linker Vorhof eines 56jährigen Patienten mit paroxysmalem Vorhofflimmern, Rekonstruktion mit dem CARTO 3-System

Das ENSITE-System (St. Jude Medical, Inc., St. Paul, MN, USA) ist eine Weiterentwicklung des LocaLisa- und des EnSite-Advanced-Mapping-Systems. Zur Zeit sind zwei Versionen des Systems im klinischen Einsatz, das Ensite-NavX-System und die neuere Version Ensite Velocity. Das Prinzip dieses Systems besteht darin, drei elektrische Felder an den Patienten anzulegen. Hierzu werden drei Elektrodenpaare in craniocaudaler, anterior-posteriorer und links-rechtsseitiger Ausrichtung auf die Körperoberfläche des Patienten geklebt. Entlang der elektrischen Felder kann ein Spannungsgradient gemessen werden, der durch das Einbringen eines Katheters in das Feld eine Veränderung erfährt. Bei dieser Veränderung handelt es sich um eine Abschwächung des Spannungsgradienten durch die Materialeigenschaften des eingebrachten Katheters. Mittels Berechnungsalgorithmen ist anhand der Veränderungen in den drei elektrischen Feldern eine Lokalisation des Katheters im dreidimensionalen Raum möglich. Ein Vorteil des Ensite-Systems ist, dass die Darstellung aller handelsüblichen Katheter möglich ist, dies schließt auch resterilisierte Katheter ein. Ähnlich wie beim CARTO-System erfolgt durch Abtasten der endokardialen Kontur die Erstellung eines dreidimensionalen Modells der untersuchten Herzhöhle. Die Erstellung eines Aktivationsmaps zur Darstellung komplexer Arrhythmien ist durch Erfassen von elektrischen Informationen, die einem räumlichen Punkt zugeordnet werden können, ebenfalls möglich.

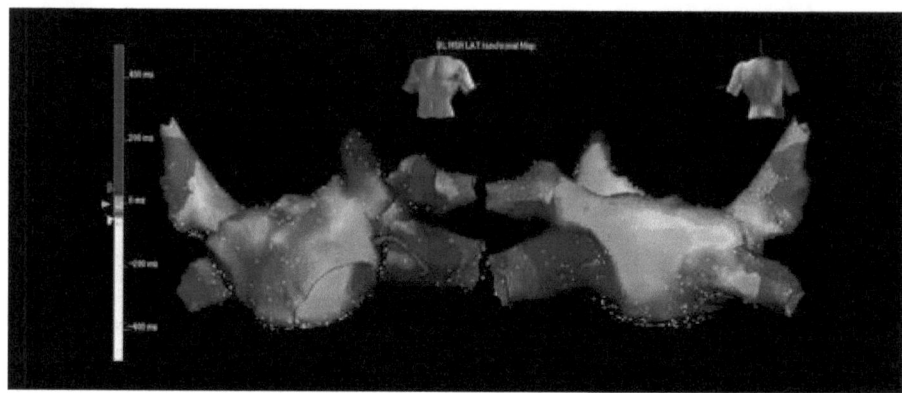

Abb. 7: Dreidimensionale Darstellung des linken Atriums im Ensite NavX-System, St. Jude Medical, Internetveröffentlichung des Herstellers

In beide Mappingsysteme können darüber hinaus Datensätze aus zuvor erstellten Computertomografien oder Magnetresonanztomografien des Herzens integriert werden. Aus dem Rohdatensatz der Aufnahmen wird mittels spezieller Bearbeitungsprogramme eine Segmentation des linken Vorhofs erstellt und in die Koordinaten des Mappingsystems eingefügt. Hierdurch kann bei schwierigen anatomischen Bedingungen gegenüber dem alleinigen Erstellen eines dreidimensionalen Mappings durch endokardiales Abtasten der Oberfläche ein genaueres Abbild der anatomischen Strukturen erzielt werden [61]. Das Verfahren der CT- oder MRT-Integration wird aufgrund des erhöhten Aufwands in den meisten Zentren jedoch nicht routinemäßig angewendet und bleibt komplexeren Fragestellungen vorbehalten.

1.12.3 Erfolgsaussichten der Katheterablation
Die Katheterablation von Vorhofflimmern ist hinsichtlich des Rhythmuserhaltes der medikamentösen antiarrhythmischen Therapie überlegen [6]. Mehrere zwischen 2005 und

2010 veröffentlichte Studien (RAAFT [62], APAF [63], A4 [64] und Thermocool [65]), welche die Katheterablation mit einer antiarrhythmischen Therapie vergleichen, beschreiben Erfolgsraten für die Katheterablation, gemessen an dem fehlenden Auftreten von Vorhofflimmern innerhalb eines Jahres, zwischen 69% und 89% gegenüber Erfolgsraten für die medikamentöse Therapie von 4 % bis 40%. Auch die Metaanalyse aller diesbezüglich vorliegenden Studien [66] zeigt eine deutlich bessere Wirksamkeit der Katheterablation.

Zur Evaluierung der dargelegten Datenlage muss jedoch beachtet werden, dass der überwiegende Teil der Studien bei Patienten ohne strukturelle Herzerkrankung durchgeführt wurde, bei denen eine antiarrhythmische Therapie bereits im Vorfeld nicht effektiv war. Daten aus größeren Studien, die die Katheterablation als first-line-Therapie mit einer antiarrhythmischen Therapie vergleichen, sind bisher nicht veröffentlicht worden. Auch Langzeitergebnisse und Ergebnisse bei Patienten mit struktureller Herzerkrankung liegen bisher noch nicht in ausreichendem Umfang vor.

1.12.4 Indikation zur Katheterablation

Die Katheterablation ist ein kurativer Therapieansatz in der Behandlung von Vorhofflimmern. Durch die Ablationsprozedur kann im günstigsten Fall eine komplette Eliminierung der Rhythmusstörung erfolgen, ohne dass eine weitere spezifische antiarrhythmische Therapie notwendig ist. Die bisher vorliegenden Daten zeigen bessere Ergebnisse der Ablationstherapie gegenüber einem medikamentösen antiarrhythmischen Ansatz [66]. Weitere Daten, die den exakten Stellenwert der Katheterablation in der Therapie von Vorhofflimmern evaluieren, bleiben aber abzuwarten.

Die Behandlung von Vorhofflimmern mittels Katheterablation sollte zum jetzigen Zeitpunkt Patienten vorbehalten sein, die trotz optimaler medikamentöser Therapie unter Vorhofflimmern leiden. In die Erwägungen sind dann die Dauer der Anamnese, das Stadium der Erkrankung, die Vorhofgröße und die kardiale Grunderkrankung sowie der Patientenwunsch mit einzubeziehen [6].

1.12.5 Komplikationen der Katheterablation

Bei der Indikationsstellung zur Katheterablation von Vorhofflimmern ist die Effektivität der Ablation in der Beseitigung der Arrhythmie mit dem Auftreten möglicher Komplikationen abzuwägen.

Im Rahmen einer Pulmonalvenenisolation kann es zu Komplikationen kommen, die unter Umständen fatal verlaufen können [67]. Die umfassendsten Daten zu Komplikationen der Katheterablation von Vorhofflimmern wurden von Cappato et al. [68, 69] vorgelegt.

Die vielleicht bekannteste Komplikation der Pulmonalvenenisolation, die Pulmonalvenenstenose, ist heutzutage selten geworden [69]. Durch die anfänglich erfolgte Ablation innerhalb der Pulmonalvenen kam es bei bis zu 10% der Patienten durch überschießende Narbenbildung zu einer signifikanten Stenosierung einer Pulmonalvene. Dies kann sich in einer ausgeprägten Belastungsdyspnoe, in Hämoptysen und in therapierefraktären Pneumonien bemerkbar machen. Eine Stentimplantation in die verengte Pulmonalvene kann die Symptomatik beseitigen, es sind allerdings auch Rezidive beschrieben worden.

Durch die Änderung der Ablationsstrategie mit Anlage zirkumferentieller Läsionen außerhalb der Pulmonalvenen treten Pulmonalvenenstenosen nur noch selten auf. Eine interventionsbedürftige Stenosierung tritt nach Cappato nur in 0,29% aller behandelten Patienten auf.

Thrombembolische Ereignisse im Rahmen der Katheterablation von Vorhofflimmern treten bei 0,93% der Patienten auf, die Inzidenz der TIA beträgt 0,6% und die Inzidenz des Apoplex 0,28%. Zur Vermeidung von thrombembolischen Ereignissen kann während der Ablationsprozedur eine ACT-gesteuerte Antikoagulation mit Heparin erfolgen. Einige Zentren führen Pulmonalvenenisolationen auch unter Fortführung der oralen Antikoagulation mit Vitamin-K-Antagonisten durch.

Bei 0,8% der Interventionen kommt es nach Cappato et al. [69] zum Entstehen einer Perikardtamponade, die eine sofortige Perikardiozentese notwendig macht. Im Großteil der Fälle ist keine chirurgische Intervention erforderlich.

Im Rahmen einer Pulmonalvenenisolation kann es zu einer Verletzung des rechtsseitigen Nervus phrenicus kommen, der anatomisch in unmittelbarer Nähe zu den septalen Pulmonalvenen verläuft. Die Schädigung des Nervus phrenicus führt zu einem einseitigen Zwerchfellhochstand mit einer entsprechenden Symptomatik, die Phrenicusparese ist im längerfristigen Verlauf meistens reversibel.

An Gefäßverletzungen treten das Aneurysma spurium und die AV-Fistel auf. Zudem werden häufig Hämatome im Bereich der Punktionsstellen beobachtet. Eine chirurgische Intervention ist nur in seltenen Fällen erforderlich.

Ein seltenes, aber dann häufig letales Ereignis ist das Auftreten einer ösophago-atrialen Fistel. Diese Komplikation ist gekennzeichnet durch multiple und zum Teil septische Embolien, die erst Tage bis Wochen nach einer Pulmonalvenenisolation auftreten. Erste Symptome können Dysphagie, Fieber und epileptische Anfälle sein. Ösophagoatriale Fisteln treten bei unter 1% der behandelten Patienten auf, verlaufen aber trotz sofortiger chirurgischer Maßnahmen zumeist letal. Zur Vermeidung dieses Ereignisses wird ein Temperaturmonitoring im Ösophagus während der Ablation durchgeführt.

Die Gesamtrate an Komplikationen wird von Cappato mit 4,5% angegeben, die periinterventionelle Mortalität liegt bei 0,7% [69].

1.13 Fragestellung

Die vorliegende Untersuchung soll die Realität der Katheterablation von Vorhofflimmern im klinischen Alltag darstellen und die Wertigkeit eines dreidimensionalen Mappingsystems untersuchen. Hierbei sollen in Abhängigkeit von der verwendeten Methode die Charakteristika der behandelten Patienten zur Darstellung kommen, die prozeduralen Erfolge analysiert und Komplikationen untersucht werden. Zusätzlich werden Langzeit-Ergebnisse dargelegt, die auf einer telefonischen Nachbeobachtung nach einem Jahr beruhen.

Ziel der vorliegenden Arbeit ist die Erfassung des Nutzen eines dreidimensionalen Mappingsystems bei der Katheterablation von Vorhofflimmern.

2. Methodik

Im Deutschen Ablations-Qualitätsregister werden deutschlandweit prospektiv sämtliche Ablationsprozeduren erfasst, die an den teilnehmenden Zentren durchgeführt werden. Das Register wird vom Institut für Herzinfarktforschung Ludwigshafen an der Universität Heidelberg geführt und koordiniert [70].

Ziel des Registers ist es, die Methode der Katheterablation von Herzrhythmusstörungen im klinischen Alltag zu evaluieren, ihre Wirksamkeit zu erfassen und Komplikationen rechtzeitig zu erkennen. Aus den gewonnenen Erkenntnissen sollen darüber hinaus Anregungen für weitere Forschungsvorhaben entstehen.

Im Gegensatz zu kontrollierten klinischen Studien, welche die Wirksamkeit einer Therapie unter streng definierten Bedingungen nachweisen können und daher jeweils nur einen geringen Anteil aller Patienten untersuchen können, soll das prospektiv geführte Register gezielt Ergebnisse aus dem klinischen Alltag erfassen, um so die Effektivität und Sicherheit des Verfahrens unter realen Bedingungen nachzuweisen oder zu widerlegen.

Hintergrund der Datenerhebung ist, dass mit der Etablierung der Katheterablation eine Vielzahl von Herzrhythmusstörungen kurativ behandelt werden kann und damit eine erhebliche Verbesserung der Versorgung von Patienten mit Herzrhythmusstörungen möglich geworden ist. Insbesondere bezüglich der neueren und komplexeren Verfahren wie der Katheterablation von Vorhofflimmern fehlen jedoch kontrollierte Daten. Das Deutsche Ablations-Qualitätsregister soll Ergebnisse und Komplikationen der Katheterablation an den teilnehmenden Zentren dokumentieren und stellt damit eine Basis für die weitere Verbesserung der Versorgung von Patienten mit Herzrhythmusstörungen dar.

2.1 Datenerhebung

Um eine möglichst hohe Anzahl von Zentren für die Teilnahme zu gewinnen, wurde die Datenerfassung im Interventionszentrum auf die wesentlichen Fragestellungen konzentriert und die elektronische Erfassung einfach strukturiert.

Die Datenerhebung umfasst anamnestische Angaben zu den behandelten Patienten, periinterventionelle Daten mit Angaben zum Ablationserfolg und eventuellen Komplikationen sowie eine Nachbeobachtung mittels telefonischer Befragung nach einem Jahr.

Im elektronischen Erhebungsbogen des Deutschen Ablations-Qualitätsregisters ist nach den Angaben zu Aufnahmedatum, Geburtsdatum und Geschlecht des Patienten zunächst zu dokumentieren, ob der Patient an einer kardialen Grunderkrankung leidet und ob gegebenenfalls eine koronare Herzerkrankung, ein Vitium, eine Kardiomyopathie, eine hypertensive Herzkrankheit oder eine primäre elektrische Herzkrankheit vorliegt. Weitere Differenzierungen der Grunderkrankungen zeigt Abbildung 8.

Patientendaten

Aufnahmedatum		tt.mm.jjjj		
Geburtsdatum		tt.mm.jjjj	Alter ?	
Geschlecht	○ Männlich		○ Weiblich	

Vorgeschichte/aktuelle kardiale Anamnese

Kardiale Grunderkrankung	☐ Keine		
	☑ KHK	☐ früherer Myokardinfarkt	
	☑ Vitium	☐ Erworben	☐ Z.n. Herz-OP
		☐ Kongenitale Vitien	
	☑ Kardiomyopathie	☐ DCM	☐ HCM
	☐ Hypertensive HK		
	☑ Primär elektrische HK	☐ Brugada-S	☐ Long QT
		☐ ARVD	
Herzinsuffizienz	○ NYHA 1	○ NYHA 2	
		○ NYHA 3	
		○ NYHA 4	
LV-Funktion	○ Normal (>50%)	○ leicht reduziert (41-50%)	○ nicht erhoben
		○ mittelschwer reduziert (31-40%)	
		○ schwer reduziert (<=30%)	
Diabetes mellitus	○ Nein	● Ja	
Insulinpflichtig	○ Nein	○ Ja	
Z.n. Implantation	☐ keine	☐ SM ☐ ICD ☐ CRT	

Arrhythmieanamnese und Dokumentation

Symptomatik	☐ keine	☐ Herzrasen/Palpitation	☐ Präsynkope
		☐ Synkope	☐ Reanimation
Häufigkeit der Episode	○ Mind. 1x pro Monat	○ Mind. 1x pro Jahr	○ seltener
Arrhythmie dokumentiert	○ Nein	○ Ja	
Antiarrhythmische Vorbehandlung	○ Nein	○ Ja	

Abb. 8 Deutsches Ablations-Qualitätsregister, Elektronischer Erhebungsbogen: Patientendaten, Vorgeschichte/ aktuelle kardiale Anamnese, Arrhythmieanamnese und Dokumentation

Anschließend folgt die klinische Einschätzung einer Herzinsuffizienzsymptomatik nach NYHA-Klassifikation und Angaben zur linksventrikulären Ejektionsfraktion. Nach Abfrage eines Diabetes mellitus wird die *„Vorgeschichte und aktuelle kardiale Anamnese"* durch die Frage abgeschlossen, ob bei dem Patienten im Vorfeld ein Schrittmacher-, ICD- oder CRT-Aggregat implantiert wurde.

Der sich anschließende Bereich *„Arrhythmieananamnese und Dokumentation"* umfasst Angaben zur klinischen Symptomatik des Patienten, zur Häufigkeit der Beschwerden und zur Dokumentation. Darüber hinaus wird erfragt, ob eine antiarrhythmische Vorbehandlung durchgeführt wurde.

Im elektronischen Erhebungsbogen folgt im Anschluss der Teil *„Untersuchung"*, der zunächst abfragt, ob es sich um eine Erst- oder Rezidivablation handelt und welche Arrhythmie vorliegt (Abb. 9).

Wird hier die Diagnose Vorhofflimmern angegeben, muss im weiteren dargelegt werden, welcher Typ von Vorhofflimmern vorliegt und ob die Ablation bei Sinusrhythmus oder bei Vorhofflimmern durchgeführt wird.

Daraufhin wird die vorgesehene Ablationsstrategie abgefragt. Es ist dabei zu dokumentieren, ob es sich um den palliativen Eingriff einer AV-Knotenablation handelt oder ob eine segmentale Pulmonalvenenisolation beziehungsweise eine zirkumferentielle Pulmonalvenenisolation durchgeführt wird. Hierbei ist jeweils anzugeben, bei welchen Pulmonalvenen das Verfahren angewandt wurde. Darüber hinaus müssen zusätzliche Ablationsstrategien wie die Anlage linearer Läsionen oder die Ablation fraktionierter Potentiale erfasst werden und deren Lokalisationen angegeben werden.

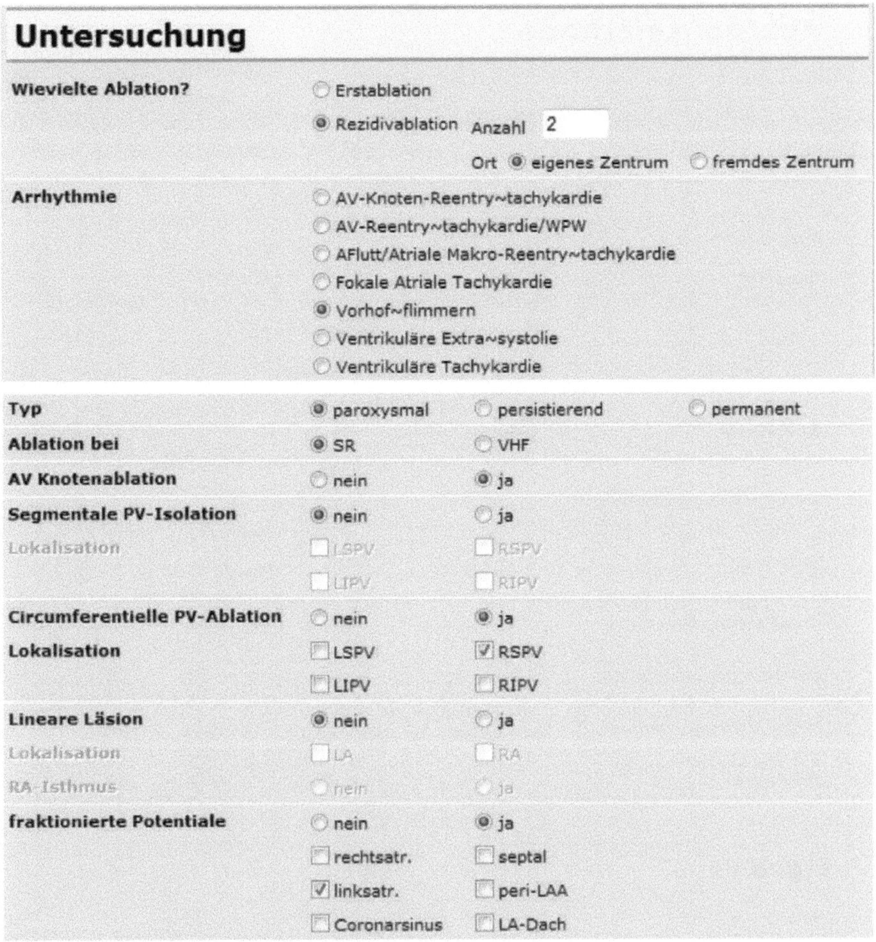

Untersuchung		
Wievielte Ablation?	○ Erstablation	
	⦿ Rezidivablation Anzahl 2	
	Ort ⦿ eigenes Zentrum	○ fremdes Zentrum
Arrhythmie	○ AV-Knoten-Reentry~tachykardie	
	○ AV-Reentry~tachykardie/WPW	
	○ AFlutt/Atriale Makro-Reentry~tachykardie	
	○ Fokale Atriale Tachykardie	
	⦿ Vorhof~flimmern	
	○ Ventrikuläre Extra~systolie	
	○ Ventrikuläre Tachykardie	
Typ	⦿ paroxysmal	○ persistierend ○ permanent
Ablation bei	⦿ SR	○ VHF
AV Knotenablation	○ nein	⦿ ja
Segmentale PV-Isolation	⦿ nein	○ ja
Lokalisation	☐ LSPV	☐ RSPV
	☐ LIPV	☐ RIPV
Circumferentielle PV-Ablation	○ nein	⦿ ja
Lokalisation	☐ LSPV	☑ RSPV
	☐ LIPV	☐ RIPV
Lineare Läsion	⦿ nein	○ ja
Lokalisation	☐ LA	☐ RA
RA-Isthmus	○ nein	○ ja
fraktionierte Potentiale	○ nein	⦿ ja
	☐ rechtsatr.	☐ septal
	☑ linksatr.	☐ peri-LAA
	☐ Coronarsinus	☐ LA-Dach

Abb. 9: Deutsches Ablations-Qualitätsregister, Elektronischer Erhebungsbogen: Untersuchung

Nach den Angaben im Bereich *„Untersuchung"* folgen im Bereich *„Ablationsmethode"* nähere Angaben zur Prozedur (Abb. 10). Zunächst ist die Anzahl verwendeter arterieller, venöser und transseptaler Zugänge zu dokumentieren, anschließend ist die Anzahl arterieller und venöser Katheter anzugeben. Bezüglich des Mappings ist zu dokumentieren, ob entweder ein konventionelles Mapping durchgeführt wurde oder ein dreidimensionales Mappingsystem angewendet wurde. Im letzteren Fall ist das verwendete Mappingsystem zu benennen.

Ablationsmethode

Zugang	☐ Arteriell	Anzahl		◁
	☐ Venös	Anzahl		
	☐ Transseptal	Anzahl		
	☐ Epikardial	Anzahl		
Anzahl Katheter	Arteriell ◁	Venös ◁		
Mapping	○ Konventionelles Mapping	☐ Entrainment		
	⦿ 3D-Mapping	☐ CARTO	☐ ENSITE	◁
		☐ Loca-lisa	☐ NavX	
		☐ Andere		
Bildgebung	☑ Bildgebung	☐ MRT	☐ CT	◁
		☐ Ultraschall (ICE)		
Kathetersteuerungssystem	○ manuell	○ Hansen	○ unbekannt	
		○ Stereotaxis		
Sedierung	○ Keine	○ Analgosedierung	○ Andere	
		○ Intubationsnarkose		
Erste Ablationsmethode	○ RF-Ablation ○ Kryoablation ⦿ Sonstige		☑ weitere Methode	
Zweite Ablationsmethode	○ RF-Ablation ○ Kryoablation ○ Sonstige		☑ weitere Methode	◁
Dritte Ablationsmethode	○ RF-Ablation ○ Kryoablation ○ Sonstige			◁
Ablationskatheter (Tip-Elektrode)	☐ 4mm	☑ 8mm	☐ Andere	
	⦿ Neu ○ Resterilisiert	☑ Irrigated Tip	☐ Andere	

Ergebnis

Erfolg	○ Erfolg			◁
	○ Teilerfolg (nicht alle Morphologien)			
	○ kein Erfolg			
Maximale RF Leistung	Watt	☐ nicht erhoben		◁
Gesamtdauer aller Applikationen	sec	☐ nicht erhoben		◁
Durchleuchtungsdauer	min	☐ nicht erhoben		◁
Flächendosisprodukt	(cGy)*cm²	☐ nicht erhoben		◁
Dauer der Untersuchung	min			◁
Antikoagulation während der Ablation	☐ keine	☐ UFH	☐ LMWH	◁
		☐ ACT-gesteuert		

Abb. 10: Deutsches Ablations-Qualitätsregister, Elektronischer Erhebungsbogen: Ablationsmethode, Ergebnis

Darüber hinaus wird abgefragt, ob eine Bildgebung mittels CT, MRT oder intrakardialem Ultraschall erfolgte und in die Prozedur einbezogen wurde. Die Anwendung eines Kathetersteuerungssystems mittels magnetischer oder robotischer Navigation ist ebenfalls zu dokumentieren. Abschließend erfolgt im Bereich „Ablationsmethode" noch die Abfrage des verwendeten Typ von Ablationskatheters und ob intraprozedural die Ablationsmethode (Radiofrequenzablation, Kryoablation oder alternative Verfahren) geändert wurde, ergänzt um Angaben zur Sedierung des Patienten (Abb. 10).

Im Bereich „Ergebnis" ist zunächst der Untersuchungserfolg zu beurteilen, dies erfolgt durch Einordnung in eine der drei Kategorien „Erfolg", „Teilerfolg" und „kein Erfolg". Anschließend wird die Dauer und maximale Energieabgabe der Applikationen erfragt, gefolgt von Angaben zur Strahlenbelastung (Durchleuchtungsdauer und Flächendosisprodukt) sowie zur Gesamtdauer der Untersuchung. Abgeschlossen wird der Bereich „Ergebnis" durch Abfrage von Daten zur verwendeten Antikoagulation während der Untersuchung.

Im elektronischen Erhebungsbogen des Deutschen Ablationsqualitätsregisters folgen Angaben zum Klinikverlauf und Komplikationen. Im Bereich „Klinikverlauf" ist anzugeben, ob der Patient lebend entlassen wurde oder ob der Patient während des stationären Aufenthaltes verstorben ist. In diesem Fall sind weitere Angaben erforderlich.

Des weiteren wird abgefragt, ob es während des stationären Aufenthaltes zu einem Rezidiv der Arrhythmie kam und ob eine Zweitarrhythmie auftrat. Es ist ebenfalls zu dokumentieren, ob eine Schrittmacher-, ICD- oder CRT-Implantation bis zur Entlassung erforderlich wurde.

Sehr detailliert werden im elektronischen Erhebungsbogen die möglichen Komplikationen der Ablationstherapie erfasst. Der Erhebungsbogen wurde dazu an einen bestehenden internationalen Survey angelehnt, in dem in einer weltweiten Befragungsaktion Komplikationen der Katheterablation von Vorhofflimmern dokumentiert werden [68, 69]. Im Bereich „Nichttödliche hospitale Komplikationen" erfolgt zunächst die Abfrage gravierender Ereignisse wie der kardiopulmonalen Reanimation, des Myokardinfarkts, des Schlaganfalls und der transitorisch ischämische Attacke. Angaben zu Blutungsereignissen werden ebenfalls erfragt. Da es sich beim Deutschen Ablations-Qualitätsregister um eine zahlenmäßig große Datenbank handelt, wird auch nach seltenen Komplikationen wie der ösophagoatrialen Fistel gefragt. Weitere Komplikationen, die im elektronischen Erhebungsbogen erfasst werden, sind aus Abbildung 11 ersichtlich.

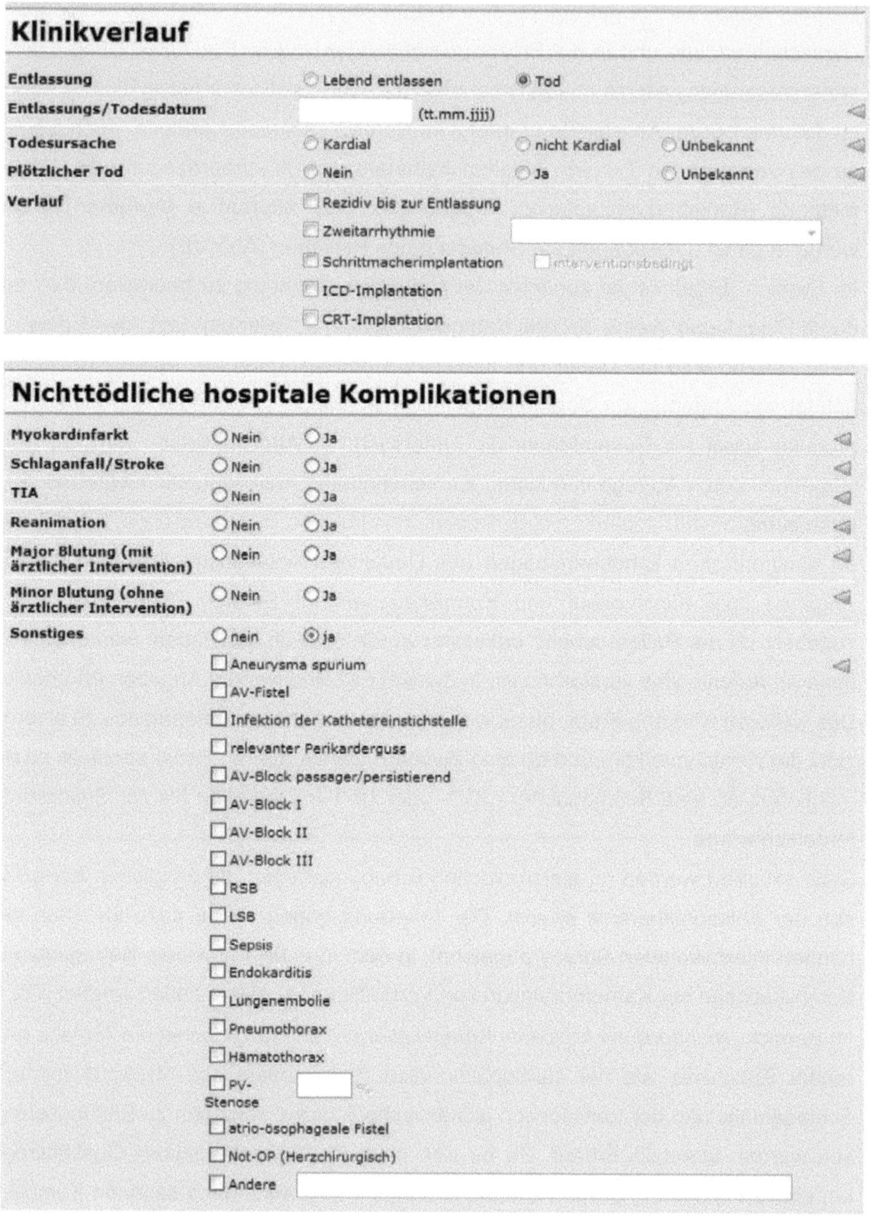

Klinikverlauf

Entlassung	○ Lebend entlassen	● Tod
Entlassungs/Todesdatum	(tt.mm.jjjj)	
Todesursache	○ Kardial ○ nicht Kardial	○ Unbekannt
Plötzlicher Tod	○ Nein ○ Ja	○ Unbekannt
Verlauf	☐ Rezidiv bis zur Entlassung	
	☐ Zweitarrhythmie	
	☐ Schrittmacherimplantation ☐ interventionsbedingt	
	☐ ICD-Implantation	
	☐ CRT-Implantation	

Nichttödliche hospitale Komplikationen

Myokardinfarkt	○ Nein	○ Ja
Schlaganfall/Stroke	○ Nein	○ Ja
TIA	○ Nein	○ Ja
Reanimation	○ Nein	○ Ja
Major Blutung (mit ärztlicher Intervention)	○ Nein	○ Ja
Minor Blutung (ohne ärztlicher Intervention)	○ Nein	○ Ja
Sonstiges	○ nein	● ja

☐ Aneurysma spurium
☐ AV-Fistel
☐ Infektion der Kathetereinstichstelle
☐ relevanter Perikarderguss
☐ AV-Block passager/persistierend
☐ AV-Block I
☐ AV-Block II
☐ AV-Block III
☐ RSB
☐ LSB
☐ Sepsis
☐ Endokarditis
☐ Lungenembolie
☐ Pneumothorax
☐ Hämatothorax
☐ PV-Stenose   %
☐ atrio-ösophageale Fistel
☐ Not-OP (Herzchirurgisch)
☐ Andere

Abb. 11: Deutsches Ablations-Qualitätsregister, Elektronischer Erhebungsbogen: Klinikverlauf, Nichttödliche hospitale Komplikationen

Abgeschlossen wird die periinterventionelle Datenerfassung durch Angaben zur Therapie bei Entlassung. Hier werden insbesondere Angaben zur antiarrhythmischen Medikation, zu gerinnungshemmenden Substanzen und zur weiteren kardialen Medikation erfragt.

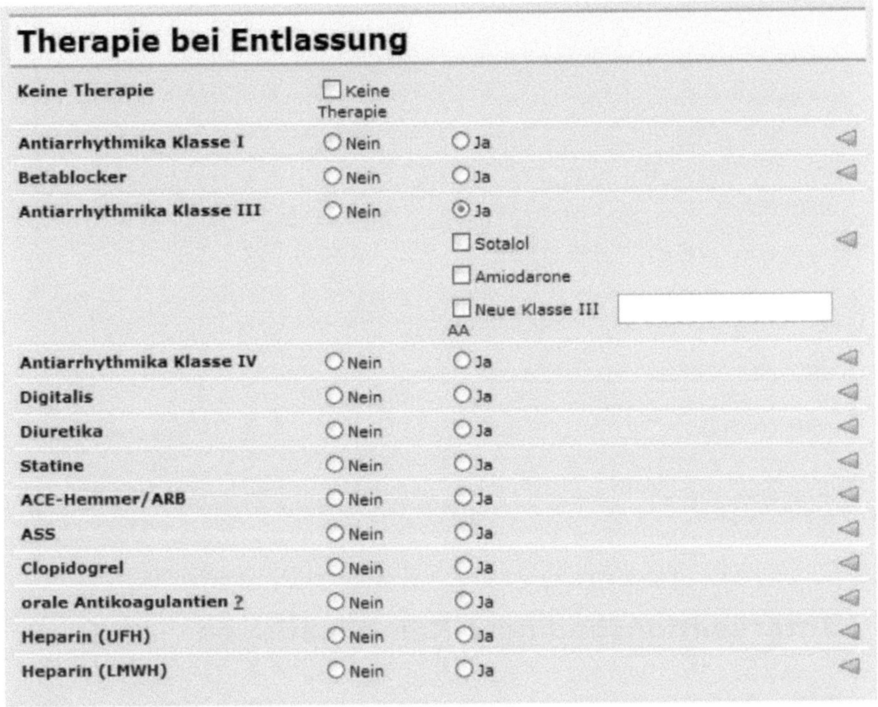

Therapie bei Entlassung		
Keine Therapie	☐ Keine Therapie	
Antiarrhythmika Klasse I	○ Nein	○ Ja
Betablocker	○ Nein	○ Ja
Antiarrhythmika Klasse III	○ Nein	⊙ Ja
		☐ Sotalol
		☐ Amiodarone
		☐ Neue Klasse III AA
Antiarrhythmika Klasse IV	○ Nein	○ Ja
Digitalis	○ Nein	○ Ja
Diuretika	○ Nein	○ Ja
Statine	○ Nein	○ Ja
ACE-Hemmer/ARB	○ Nein	○ Ja
ASS	○ Nein	○ Ja
Clopidogrel	○ Nein	○ Ja
orale Antikoagulantien ?	○ Nein	○ Ja
Heparin (UFH)	○ Nein	○ Ja
Heparin (LMWH)	○ Nein	○ Ja

Abb. 12: Deutsches Ablations-Qualitätsregister, Elektronischer Erhebungsbogen: Therapie bei Entlassung

Nach einem Jahr erfolgt ein Follow-Up, das zentral durch das Institut für Herzinfarktforschung Ludwigshafen durchgeführt wird. Durch das zentrale Follow-Up kann eine Vollständigkeit und eine Vergleichbarkeit der Nachbeobachtung gewährleistet werden. Darüber hinaus ergibt sich für die teilnehmenden Zentren eine Reduzierung des notwendigen Aufwandes, was zu einer erhöhten Bereitschaft zur Teilnahme an der Datenerfassung führt. Die Nachbeobachtung wird mittels telefonischer Befragung des Patienten durchgeführt.

Follow-Up Verlauf: 1 Jahr

Follow-Up Datum		tt.mm.jjjj		◁
Tod	○ Nein	○ Ja	○ Unbekannt	◁
Todesdatum		tt.mm.jjjj		
Todesursache	○ Kardial	○ nicht Kardial	○ nicht zu ermitteln	
Plötzlicher Tod	○ Nein	○ Ja	○ nicht zu ermitteln	
Rezidiv	○ Nein	⊙ Ja	○ Unbekannt	
Dokumentation	○ Nein	○ Ja		◁
Erneute Ablation	○ Nein	○ Ja	○ Unbekannt	◁
	Datum	tt.mm.jjjj		
Implantation	○ Nein	○ Ja	○ Unbekannt	◁
	Datum	tt.mm.jjjj		
	☐ SM ☐ ICD ☐ CRT			
CCS (Angina)	○ keine/CCS 0	○ CCS 1 ○ CCS 2 ○ CCS 3 ○ CCS 4	○ unbekannt	◁
NYHA (Angina)	○ keine/NYHA I	○ NYHA II ○ NYHA III ○ NYHA IV	○ unbekannt	◁
NYHA (Dyspnoe)	○ keine/NYHA I	○ NYHA II ○ NYHA III ○ NYHA IV	○ unbekannt	◁

Interventionsbedingte Komplikationen

PV-Stenose Atemnot, Bluthusten	○ Nein	⊙ Ja	○ Unbekannt	
		☐ %	Intervention ○ Nein ○ Ja ○ unbekannt	◁ ◁
Phrenicus-parese Atemnot, Leistungsknick	○ Nein	○ Ja	○ Unbekannt	◁
atrio-ösophageale Fistel Schluckstörungen, Magen/Darmspiegelung, Antibiotika neu	○ Nein	○ Ja	○ unbekannt	◁
Leistenprobleme	○ Nein	○ Ja	○ unbekannt	◁

Abb. 13: Deutsches Ablations-Qualitätsregister, Elektronischer Erhebungsbogen: Follow-Up Verlauf: 1 Jahr, Interventionsbedingte Komplikationen

Es werden die 1-Jahres-Mortalität und schwerwiegende kardiovaskuläre Ereignisse wie Schlaganfall, TIA, Myokardinfarkt und kardiopulmonale Reanimation dokumentiert. Desweiteren werden mit der Ablation assoziierte Komplikationen wie Blutungsereignisse, Phrenicus-Paresen, Pulmonalvenenstenosen und ösophagoatriale Fisteln erfasst. Hinsichtlich des Ablationserfolges werden die Rezidivfreiheit und die Symptomatik nach einem Jahr beurteilt und gegebenenfalls erfolgte weitere Interventionen wie Rezidivablation, Schrittmacher-, ICD- oder CRT-Implantation und koronare Revaskularisation dokumentiert. Zusätzlich werden Hospitalisierungen erfasst.

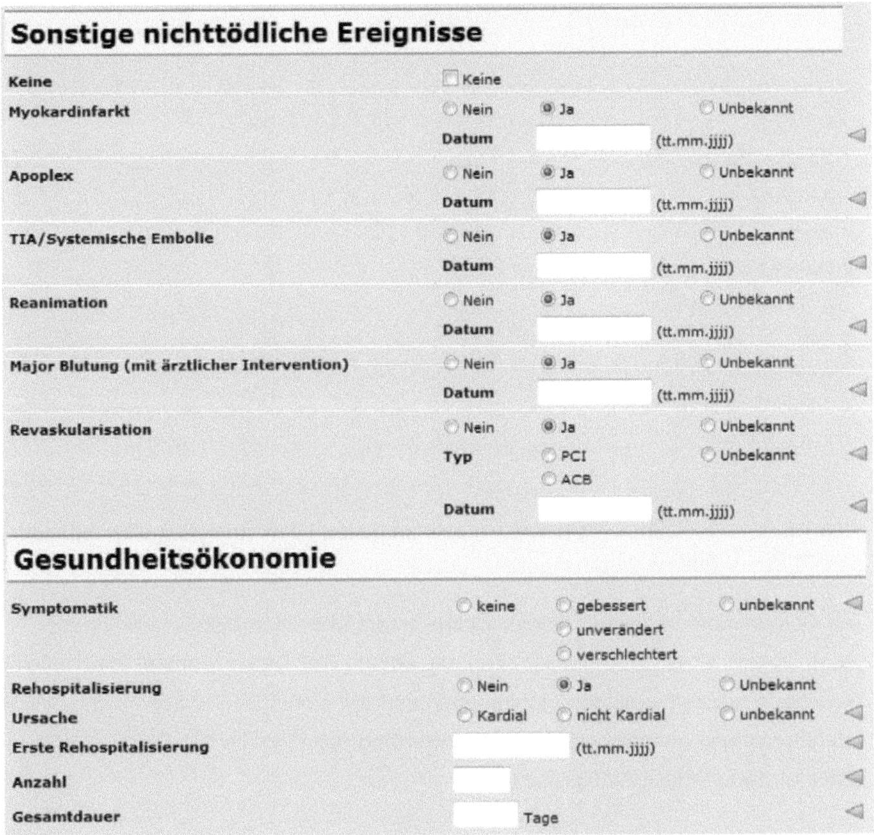

Sonstige nichttödliche Ereignisse

Keine	☐ Keine		
Myokardinfarkt	○ Nein	◉ Ja	○ Unbekannt
Datum		(tt.mm.jjjj)	
Apoplex	○ Nein	◉ Ja	○ Unbekannt
Datum		(tt.mm.jjjj)	
TIA/Systemische Embolie	○ Nein	◉ Ja	○ Unbekannt
Datum		(tt.mm.jjjj)	
Reanimation	○ Nein	◉ Ja	○ Unbekannt
Datum		(tt.mm.jjjj)	
Major Blutung (mit ärztlicher Intervention)	○ Nein	◉ Ja	○ Unbekannt
Datum		(tt.mm.jjjj)	
Revaskularisation	○ Nein	◉ Ja	○ Unbekannt
Typ		○ PCI	○ Unbekannt
		○ ACB	
Datum		(tt.mm.jjjj)	

Gesundheitsökonomie

Symptomatik	○ keine	○ gebessert	○ unbekannt
		○ unverändert	
		○ verschlechtert	
Rehospitalisierung	○ Nein	◉ Ja	○ Unbekannt
Ursache		○ Kardial ○ nicht Kardial	○ unbekannt
Erste Rehospitalisierung		(tt.mm.jjjj)	
Anzahl			
Gesamtdauer		Tage	

Abb.14: Deutsches Ablations-Qualitätsregister, Elektronischer Erhebungsbogen: Follow-Up. Sonstige nichttödliche Ereignisse, Gesundheitsökonomie

Das Follow-Up nach einem Jahr wird abgeschlossen durch Angaben zur laufenden medikamentösen Therapie. Hierbei werden wiederum die antiarrhythmische Medikation, gerinnungshemmende Substanzen und die weitere kardiale Medikation erfragt.
Eine weitere Nachbeobachtung nach Ablauf eines Jahres erfolgt nicht.

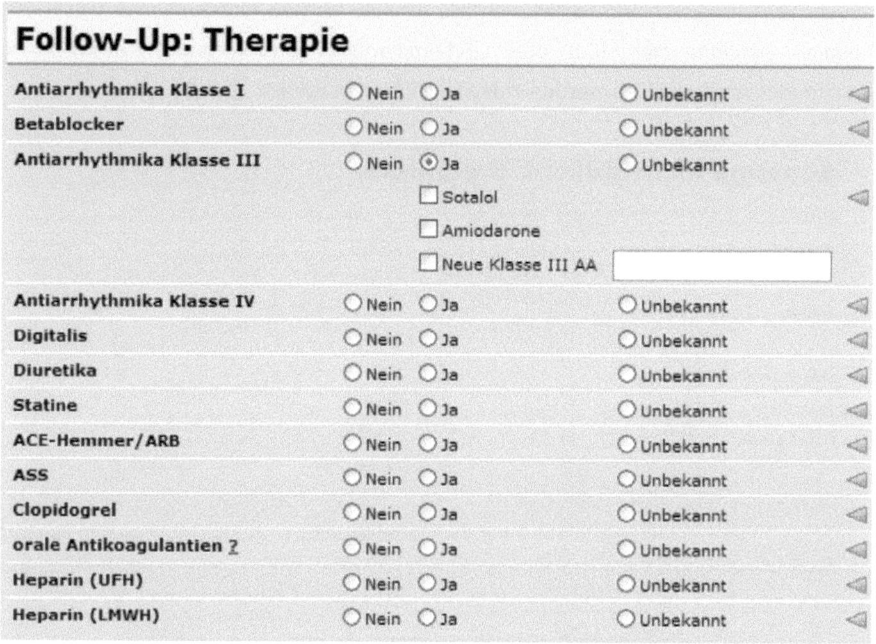

Follow-Up: Therapie

Antiarrhythmika Klasse I	○ Nein ○ Ja	○ Unbekannt	
Betablocker	○ Nein ○ Ja	○ Unbekannt	
Antiarrhythmika Klasse III	○ Nein ⊙ Ja	○ Unbekannt	
	☐ Sotalol		
	☐ Amiodarone		
	☐ Neue Klasse III AA		
Antiarrhythmika Klasse IV	○ Nein ○ Ja	○ Unbekannt	
Digitalis	○ Nein ○ Ja	○ Unbekannt	
Diuretika	○ Nein ○ Ja	○ Unbekannt	
Statine	○ Nein ○ Ja	○ Unbekannt	
ACE-Hemmer/ARB	○ Nein ○ Ja	○ Unbekannt	
ASS	○ Nein ○ Ja	○ Unbekannt	
Clopidogrel	○ Nein ○ Ja	○ Unbekannt	
orale Antikoagulantien ?	○ Nein ○ Ja	○ Unbekannt	
Heparin (UFH)	○ Nein ○ Ja	○ Unbekannt	
Heparin (LMWH)	○ Nein ○ Ja	○ Unbekannt	

Abb. 15. Deutsches Ablations-Qualitätsregister, Elektronischer Erhebungsbogen: Follow-Up: Therapie

Die Dokumentation der erhobenen Daten erfolgt über eine Internetanwendung, für die jeder Nutzer einen individuellen Zugang erhält. Die Daten werden über eine SSL-gesicherte Internetverbindung eingegeben und auf einem Server des Instituts für Herzinfarktforschung gespeichert. Es erfolgt während der Eingabe der Daten eine sofortige automatisierte Plausibilitätsprüfung.

2.2 Ein- und Ausschlusskriterien

In das Deutsche Ablations-Qualitätsregister werden sämtliche Patienten, die in einem teilnehmenden Zentrum einer Ablationsbehandlung unterzogen werden, konsekutiv eingeschlossen, das einzige Ausschlusskriterium ist ein fehlendes Einverständnis des

Patienten. Mit der Rekrutierung von Patienten für das Deutsche Ablations-Qualitätsregister wurde am 1. März 2007 begonnen.

Für die vorliegende Untersuchung wurden zur Evaluierung der Bedeutung eines dreidimensionalen Mapping-Systems bei der Katheterablation von Vorhofflimmern aus dem gesamten Ablations-Qualitätsregister diejenigen Patienten untersucht, bei denen eine Hochfrequenzablation von paroxysmalem Vorhofflimmern durchgeführt wurde. Patienten, die eine Pulmonalvenenisolation in Kryotechnik erhalten haben, wurden nicht in die Untersuchung eingeschlossen, da bei dieser Form der Katheterablation kein dreidimensionales Mappingsystem angewendet wird. Ebenso wurden Patienten, die dem palliativen Eingriff der AV-Knotenablation nach Implantation eines Herzschrittmachers unterzogen wurden, nicht in diese Untersuchung aufgenommen, da für diesen Eingriff kein dreidimensionales Mappingsystem erforderlich ist. Prozeduren, bei denen die Untersuchung mit Hilfe einer Integration von Daten anderer bildgebender Verfahren wie CT, MRT oder intrakardialer Ultraschall durchgeführt wurde, sind ebenfalls nicht zur Analyse herangezogen worden.

Auch Patienten, die an persistierendem Vorhofflimmern oder lang anhaltendem persistierenden Vorhofflimmern leiden, wurden aufgrund unterschiedlicher interventioneller Therapieansätze, welche die Vergleichbarkeit erschweren, nicht in die Untersuchung eingeschlossen.

Einschlusskriterium	Ausschlusskriterium
• Paroxysmales Vorhofflimmern • Hochfrequenz-Ablation	• AV-Knotenablation • Kryoablation • Bildintegration

Tab. 2:   Ein- und Auschlusskriterien

In die Untersuchung wurden alle Patienten eingeschlossen, welche die oben beschriebenen Kriterien erfüllen und in der Zeit vom 1. März 2007 bis zum 22. März 2010 behandelt wurden. In die Nachbeobachtung wurden diejenigen Patienten aufgenommen, bei denen am Stichtag 22. März 2010 das Follow-Up ein Jahr nach erfolgter Intervention vorlag.

2.3 Statistische Verfahren

Die Proben wurden mit dem Chi^2-Test hinsichtlich ihrer Verteilung untersucht. Der Vergleich normalverteilter, nicht verbundener Stichproben erfolgte mit gepaartem oder ungepaartem t-Test. Die Unterschiede nicht normal verteilter Stichproben wurden mittels des Mann-Withney-Wilcoxon-Tests auf statistische Signifikanz geprüft. Bei allen Verfahren wurden Aussagen mit einer Irrtumswahrscheinlichkeit von weniger als fünf Prozent (p<0,05) als signifikant akzeptiert.

Die Ergebnisse werden in Absolutzahlen und Prozentsätzen angegeben. Es wurden Mittelwerte berechnet, Standardabweichungen kommen dabei in Klammern zur Darstellung. Bei großer Varianz der Ergebnisse wurde der Median mit Quartilen in Klammern herangezogen.

3. Ergebnisse

Vom 01. März 2007 bis zum 22. März 2010 wurden in das Deutsche Ablations-Qualitätsregister insgesamt 17.096 Patienten aus 54 Zentren eingeschlossen. Die Katheterablation wird in Deutschland überwiegend in großen Zentren durchgeführt, es wurden pro Zentrum im Mittel 316,6 Patienten in das Ablations-Qualitätsregister eingeschlossen. In ihrer technischen Komplexität und der langwierigen Erlernbarkeit der Methode bedarf die invasive Therapie von Herzrhythmusstörungen der umfassenden Infrastruktur größerer Zentren.

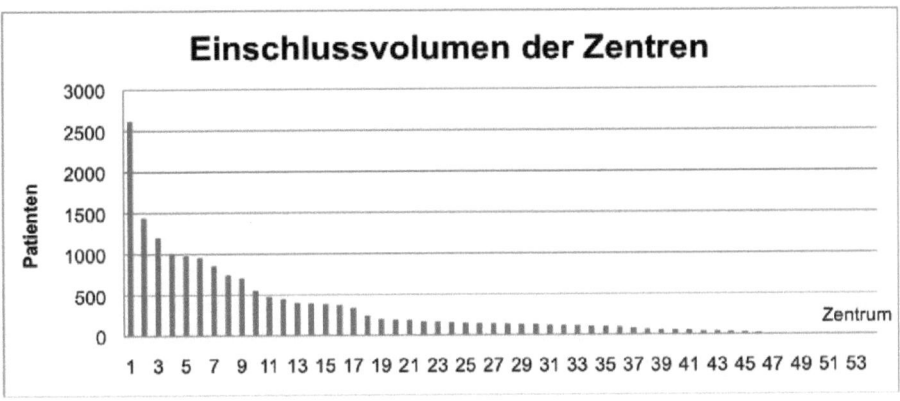

Abb. 16: Deutsches Ablations-Qualitätsregister: Einschlussvolumen aller Zentren am 22. März 2010

Im Deutschen Ablations-Qualitätsregister werden sämtliche mittels Katheterablation behandelbare Herzrhythmusstörungen dokumentiert. Dies umfasst die Ablation von supraventrikulären Arrhythmien wie der AV-Knotenreentrytachykardie, der AV-Reentrytachykardien bei WPW-Syndrom oder bei verborgener akzessorischer Leitungsbahn und der fokalen atrialen Tachykardie. Darüber hinaus wird die Behandlung von Vorhofflattern und anderer atrialer Makroreentrytachykardien sowie von Vorhofflimmern erfasst.

Bei der invasiven Therapie von ventrikulären Arrhythmien werden sowohl ventrikuläre Tachykardien als auch ventrikuläre Extrasystolien berücksichtigt.

Supraventrikuläre Arrhythmien	Ventrikuläre Arrhythmien
• AV-Knotenreentrytachykardie • AV-Rentrytachykardie und WPW-Syndrom • Vorhofflattern und Atriale Makroreentrytachykardie • Fokale Atriale Tachykardie • Vorhofflimmern	• Ventrikuläre Tachykardie • Ventrikuläre Extrasystolie

Tab. 3: Dokumentation supraventrikulärer und ventrikulärer Arrhythmien im Deutschen Ablations-Qualitätsregister

Bis zum Stichtag 22. März 2010 wurden in die Studie 2632 Patienten mit paroxysmalem Vorhofflimmern eingeschlossen, bei denen entsprechend der Ein- und Ausschlusskriterien eine Hochfrequenz-Ablation von Vorhofflimmern durchgeführt wurde. Die interventionelle Behandlung erfolgte in 32 Zentren mit einer durchschnittlichen Einschlussrate von 82,3 Patienten pro Zentrum.

Von den 2632 behandelten Patienten wurden 1790 Patienten (68%) unter Zuhilfenahme eines dreidimensionalen Mappingsystems behandelt (Gruppe 1), 842 Patienten (32%) wurden mit der konventionellen elektrophysiologisch geführten Ablationsmethode behandelt (Gruppe 2).

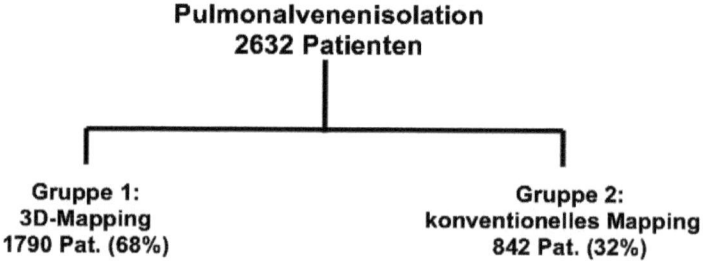

Abb. 17: Verteilung der Ablationsmethoden im Gesamtkollektiv

Es folgt zunächst die Darstellung der Ergebnisse für alle erfassten Ablationsbehandlungen, anschließend werden die Ergebnisse selektiv für Erstablationen und Rezidivablationen aufgezeigt.

3.1 Demografie

Die beiden Gruppen unterscheiden sich hinsichtlich demografischer Faktoren nicht signifikant. In der Gruppe der mit einem Mappingsystem behandelten Patienten (Gruppe 1) sind 64,7% Männer und 35,3% Frauen vertreten versus 65,6% Männer und 34,4% Frauen in der konventionell behandelten Gruppe (Gruppe 2). In Bezug auf das Alter gibt es ebenfalls keine wesentlichen Unterschiede, in Gruppe 1 liegt der Altersmedian bei 62 Jahren (53,0-68,0), in Gruppe 2 bei 61 Jahren (53,0-68,0).

	Gruppe 1: 3D-Mapping	Gruppe 2: konventionelles Mapping	Signifikanz
Männer	1158 (64,7%)	552 (65,5%)	p=0,66
Frauen	632 (35,3%)	290 (34,4%)	p=0,66
Alter in Jahren	62 (53-68)	61 (53-68)	p=0,61

Tab. 4: Demografische Verteilung

3.2 Anamnese

Im Deutschen Ablations-Qualitätsregister werden zusätzlich zu den demografischen Faktoren Daten zu kardiovaskulären Vorerkrankungen erhoben. Hier ergeben sich einige kleinere statistische Unterschiede zwischen beiden Gruppen. Eine kardiale Grunderkrankung liegt bei 28,8% aller Patienten vor, bei denen die Methode des dreidimensionalen Mappings angewandt wurde, demgegenüber findet sich in der Gruppe der konventionell behandelten Patienten bei 34,4% eine kardiale Grunderkrankung (p<0,01). Zu beachten ist aber, dass bei einem Großteil der behandelten Patienten (71,2% bzw. 65,6%) keine kardiale Grunderkrankung bekannt ist.

Hinsichtlich der Verteilung der kardialen Erkrankungen findet sich in den meisten erhobenen Parametern eine Übereinstimmung zwischen beiden Gruppen. Eine koronare Herzkrankheit ist in Gruppe 1 bei 15,6% der Patienten nachgewiesen, in Gruppe 2 bei 18,1% der Patienten (p=0,11), eine Kardiomyopathie bei 2,5% (Gruppe 1) versus 2,3% (Gruppe 2), der p-Wert liegt bei 0,69. Eine normale linksventrikuläre Pumpfunktion (EF > 50%) liegt in beiden Gruppen bei einem Großteil der Patienten vor (89,6% in Gruppe 1, 88,9% in Gruppe 2, p=0,6). Die klinische Einschätzung der Herzinsuffizienz in beiden Gruppen zeigt ebenso keine statistischen Unterschiede (NYHA-Klasse 1 89,3% vs. 87,8%, p=0,25; NYHA-Klasse 2 9,7% vs. 11,0%, p=0,29). Ein statistischer Unterschied zwischen beiden Gruppen besteht im Vorhandensein einer hypertensiven Herzkrankheit (7,3% in Gruppe 1 vs. 13,5% in Gruppe 2, p<0,0001) und hinsichtlich des Zustandes nach einem früheren Myokardinfarkt (3,9% in Gruppe 1 vs. 7,6% in Gruppe 2, p<0,0001).

	Gruppe 1: 3D-Mapping	Gruppe 2: konventionelles Mapping	Signifikanz
Kardiale Grunderkrankung	516 (28,8%)	290 (34,4%)	p<0,01
Koronare Herzkrankheit	279 (15,6%)	152 (18,1%)	p=0,11
Früherer Myokardinfarkt	70 (3,9%)	64 (7,6%)	p<0,0001
Hypertensive Herzkrankheit	131 (7,3%)	114 (13,5%)	p<0,0001
Kardiomyopathie	45 (2,5%)	19 (2,3%)	p=0,69
LV-Funktion >50%	1403 (89,6%)	651 (88,9%)	p=0,6
NYHA I/II	1598/174 (89,3%/9,7%)	739/93 (87,8%/11,0%)	p=0,25/ p=0,29

Tab. 5:   Daten zur kardialen Anamnese

Zusammenfassend kann gesagt werden, dass beide Gruppen hinsichtlich der kardialen Grunderkrankungen ähnlich strukturiert sind, es findet sich jedoch eine geringe Tendenz dahingehend, dass in der Gruppe der konventionellen Strategie Patienten mit einer etwas weiter fortgeschritten kardialen Grunderkrankung erfasst wurden.
Die symptomatischen Episoden von paroxysmalem Vorhofflimmern treten in beiden Gruppen ähnlich häufig auf, es wird in Gruppe 1 bei 90,4% der Patienten über mindestens einmal pro Monat auftretende Episoden berichtet, in Gruppe 2 liegt dieser Wert bei 88,4 % (p=0,1).

3.3 Prozedur

Bei den Untersuchungen sind sowohl Erstablationen als auch Rezidivablationen eingeschlossen worden. Es fanden sich zwischen beiden Gruppen keine Unterschiede, der Anteil an Erstablationen beträgt 72% bzw. 28% an Rezidivablationen. Bei Anwendung eines dreidimensionalen Mappingsystems wurde bei 66,2% der Prozeduren das

CARTO-System der Firma Biosense Webster verwendet, bei 29,0% der Prozeduren das ENSITE-System der Firma St. Jude Medical.
Bezüglich der tatsächlich durchgeführten prozeduralen Strategie gibt es zwischen beiden Gruppen signifikante Unterschiede. Während bei der Anwendung eines dreidimensionalen Mappingsystems in 90,0% zirkumferentielle Ablationsläsionen um die jeweiligen ipsilateralen Pulmonalvenen und nur in 7,7% segmentale Läsionen angelegt wurden, finden sich bei der Methode des konventionellen Mappings nur in 76,9% der Fälle zirkumferentielle Läsionen, segmentale Läsionen wurden bei 23,3% der Patienten erzielt. Die statistische Signifikanz liegt p<0,0001.

	Gruppe 1: 3D-Mapping	Gruppe 2: konventionelles Mapping	Signifikanz
Zirkuferentielle Ablation	1611 (90,0%)	647 (76,9%)	p<0,0001
Segmentale Ablation	138 (7,7%)	196 (23,3%)	p<0,0001
Lineare Läsionen	303 (16,9%)	156 (18,5%)	p=0,31

Tab. 6: Ablationsstrategien

Zusätzliche lineare Läsionen, wie die Anlage einer Dachlinie oder die Ablation des linksatrialen oder rechtstarialen Isthmus wurden bei 16,9% (Gruppe 1) versus 18,5% (Gruppe 2) dokumentiert. Hier ergibt sich kein signifikanter Unterschied (p=0,31).

3.4 Dauer der Prozedur, Strahlenbelastung und Hochfrequenzapplikation

Die Prozedurdauer der Pulmonalvenenisolation mit konventionellem Mapping ist kürzer, die Dauer der Hochfrequenzapplikation ist geringer und die Strahlenbelastung ist vergleichbar.
Bei Anwendung eines dreidimensionalen Mappingsystems wurde im Deutschen Ablations-Qualitätsregister eine mittlere Prozedurdauer von 185 Minuten (150-235 Minuten) ermittelt, bei Durchführung eines konventionellen Mappings dauert die Prozedur im Mittel 113 Minuten (85-154 Minuten). Es handelt sich um einen statistisch signifikanten Unterschied (p<0,0001).

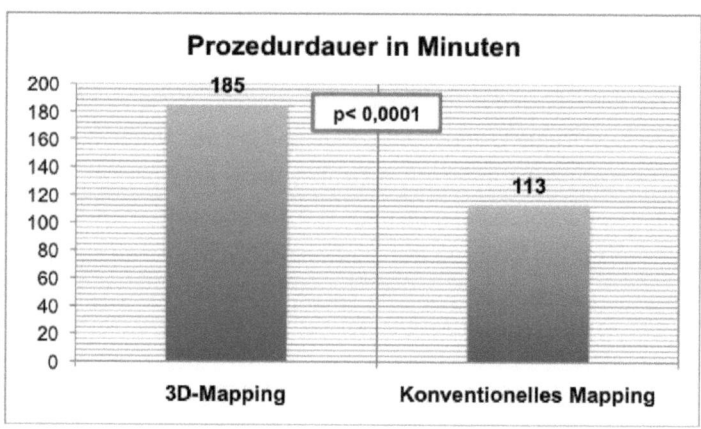

Abb. 18: Mittlere Prozedurdauer

Zudem konnte eine Dauer aller Hochfrequenzapplikationen von 2295s (1538-3240s) in Gruppe 1 und von 1285s (831-2353s) in Gruppe 2 dokumentiert werden (p=0,0001). Die Anwendung eines dreidimensionalen Mappingsystems führt nicht zu einer Reduktion der Röntgendurchleuchtungsdauer, es zeigte sich eine Durchleuchtungszeit von 25 Minuten (17-39 Minuten) in Gruppe 1 und von 25 Minuten (17-37 Minuten) in Gruppe 2 (p=0,31).

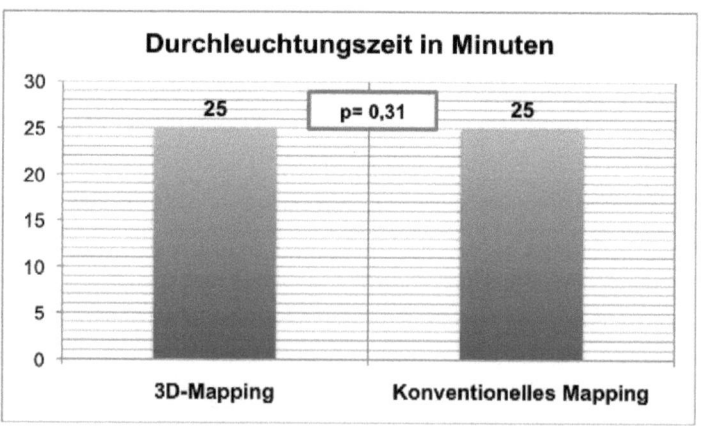

Abb. 19: Mittlere Dauer der Röntgendurchleuchtung

3.5 Ablationserfolg und prozedurale Komplikationen

Hinsichtlich des Ablationserfolgs ergeben sich zwischen beiden Methoden keine signifikanten Unterschiede. Wird nach Anwendung eines dreidimensionalen Mappingsystems von den Untersuchern ein Erfolg der Behandlung in 97,8% der Fälle angegeben, so berichten die Untersucher bei Anwendung einer konventionellen Strategie in 96,6% der Fälle über einen Erfolg der Therapie.

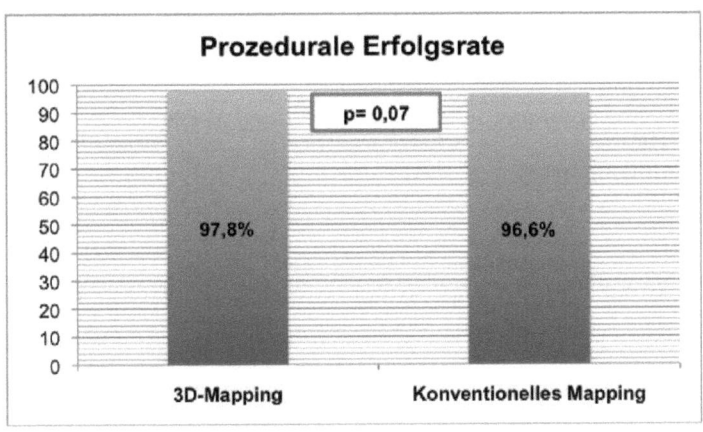

Abb. 20   Dokumentation des Ablationserfolgs

In beiden Gruppen kam es zu schwerwiegenden Komplikationen nur in sehr geringem Umfang. So fand sich in beiden Gruppen jeweils ein Schlaganfall, in der Gruppe 1 wurde ein Myokardinfarkt erfasst, hier ergibt sich kein statistisch signifikanter Unterschied. Tödliche Komplikationen traten nicht auf.

Moderate nichttödliche hospitale Komplikationen traten bei 4,3% der Patienten auf, bei denen ein dreidimensionales Mapping durchgeführt wurde. Demgegenüber steht eine entsprechende Komplikationsrate von 2,1% bei den Patienten, die ein konventionelles Mapping erhielten. Hierbei ergibt sich ein signifikanter Unterschied ($p<0,01$).

Betrachtet man die einzelnen dokumentierten moderaten hospitalen Komplikationen, so zeigen sich hier nur numerische, nicht jedoch statistisch signifikante Unterschiede. So wurde eine transitorisch ischämische Attacke bei fünf Patienten in Gruppe 1 beobachtet, in Gruppe 2 wurde ein solches Ereignis nicht dokumentiert (0,3% vs. 0%, $p=0,12$). Ein größeres Blutungsereignis mit notwendiger Intervention fand sich in 0,5% vs. 0,4% ($p=0,6$), ein Aneurysma spurium bei 0,8% vs. 0,4% ($p=0,2$), eine AV-Fistel bei 1,0% vs.

0,4% (p=0,09). Ein hämodynamisch relevanter Perikarderguss musste in 1,0% der Prozeduren in der Gruppe des dreidimensionalen Mappings behandelt werden, demgegenüber trat diese Komplikation in der Gruppe des konventionellen Mappings in 0,7% der Fälle auf (p=0,49). Eine herzchirurgische Notfall-Operation wurde bei drei Patienten aus Gruppe 1 erforderlich.

	Gruppe 1: 3D-Mapping	Gruppe 2: konventionelles Mapping	Signifikanz
TIA	0,3%	0%	0,12
Blutung mit Intervention	0,5%	0,4%	0,6
Aneurysma spurium	0,8%	0,4%	0,2
AV-Fistel	1,0%	0,4%	0,09
Perikardtamponade	1,0%	0,7%	0,49
Gesamt	4,3%	2,1%	<0,01

Tab. 7: Moderate hospitale Komplikationen

Die gefürchtete Komplikation der ösophagoatrialen Fistel trat in beiden Gruppen nicht auf, eine Pulmonalvenenstenose wurde bei einem Patienten aus der Gruppe des konventionellen Mappings beobachtet.

Kleinere hospitale Komplikationen wurden in Gruppe 1 bei 4,5% der Patienten beobachtet, in Gruppe 2 bei 2,1% der Patienten (p<0,01). Den weitaus größten Anteil dieser Komplikationen machen Nachblutungen aus, die keine weitere Intervention erforderten.

Ein Rezidiv von Vorhofflimmern trat in beiden Gruppen vor Entlassung selten auf, hier ergibt sich kein statistisch signifikanter Unterschied (6,7% in Gruppe 1 vs. 4,9% in Gruppe 2, p=0,07). Eine atriale Makroreentrytachykardie im Sinne eines linksatrialen Vorhofflatterns nach erfolgter Pulmonalvenenisolation konnte in weniger als 1% der Fälle in beiden Gruppen dokumentiert werden.

3.6 Entlassungsmedikation

Die Entlassungsmedikation zeigt einige Unterschiede zwischen beiden Gruppen (Abb. 21). So erhalten signifikant mehr Patienten, die eine Behandlung mit einem dreidimensionalen Mappingsystem erhalten haben, eine antiarrhythmische Therapie als Patienten aus der konventionell behandelten Gruppe (92,8% vs. 89,0%, p<0,01). Während der

Anteil an Patienten, die als antiarrhythmische Medikation einen Betablocker erhalten, in beiden Gruppen ähnlich ist (74,6% der Patienten in Gruppe 1 vs. 74,8% der Patienten in Gruppe 2, p=0,93), findet sich in Gruppe 1 ein höherer Anteil an Patienten, die ein Klasse-I-Antiarrhythmikum (37,4% vs. 30,5%, p<0,001) oder ein Klasse-III-Antiarrythmikum (18,9% vs. 14,0%, p<0,01) erhalten.

Die kardiale Begleitmedikation weist keine relevanten Unterschiede auf, ebenso wenig die Behandlung mit oralen Antikoagulantien (90,7% der Patienten in Gruppe 1 vs. 91,5% der Patienten in Gruppe 2, p=0,48).

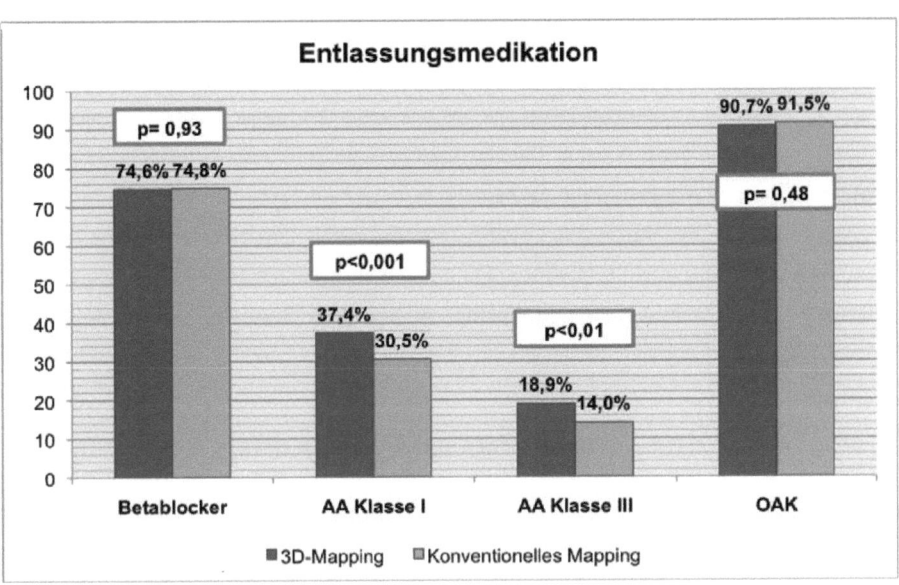

Abb. 21: Medikamentöse antiarrhythmische Therapie und Antikoagulation bei Entlassung nach Pulmonalvenenisolation (AA: Antiarrhythmikum; OAK: Orale Antikoagulation)

3.7 Nachbeobachtung

Von 2632 untersuchten Patienten mit paroxysmalem Vorhofflimmern, bei denen eine Pulmonalvenenisolation durchgeführt wurde, konnten 1141 Patienten ein Jahr nach erfolgter Ablation nachbeobachtet werden, davon waren 835 Patienten (73,2%) mit einem dreidimensionalen Mappingsystem und 306 Patienten (26,8%) mit einem konventionellen Mapping behandelt worden.

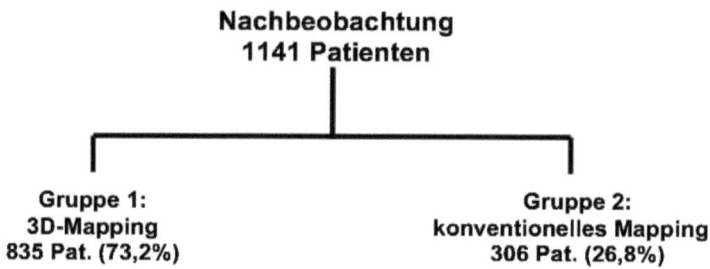

Abb. 22: Follow Up: Verteilung der Ablationsmethoden

Die Nachbeobachtung erfolgt mittels telefonischer Befragung durch das Institut für Herzinfarktforschung Ludwigshafen. Der elektronische Erfassungsbogen des Deutschen Ablations-Qualitätsregisters ist in Abschnitt 2.1 abgebildet. Bei Patienten, die nicht nachbeobachtet wurden, lag die Intervention zum Auswertungsstichtag am 22. März 2010 noch nicht ein Jahr zurück.

Von 1141 Patienten waren nach einem Jahr zwei Patienten aus der Gruppe des dreidimensionalen Mappings verstorben, dies ist kein statistisch signifikanter Unterschied zur Gruppe des konventionellen Mappings, in der kein Todesfall zu verzeichnen war (p=0,39).

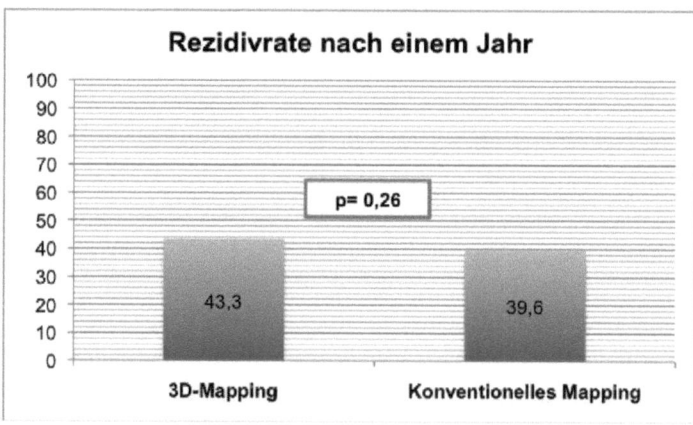

Abb. 23: Follow Up: Rezidivrate

In der Gruppe der Patienten, die eine Behandlung mit einem dreidimensionalen Mappingsystem erhalten haben, kam es bei 43,3% der Patienten zu einem Rezidiv. In der

Gruppe der konventionell behandelten Patienten trat ein Rezidiv in 39,6% der Fälle auch. Hierbei handelt es sich um einen numerischen Unterschied, der jedoch nicht statistisch signifikant ist (p=0,26).

Die EKG-Dokumentation der Rezidive war in beiden Gruppen ähnlich hoch (97,2% in Gruppe 1 und 97,5% in Gruppe 2). Eine erneute Ablation wurde in Gruppe 1 in 24,7% der Fälle notwendig, in Gruppe 2 dagegen nur in 17,4% der Fälle. Es handelt sich um einen statistisch signifikanten Unterschied (p<0,01).

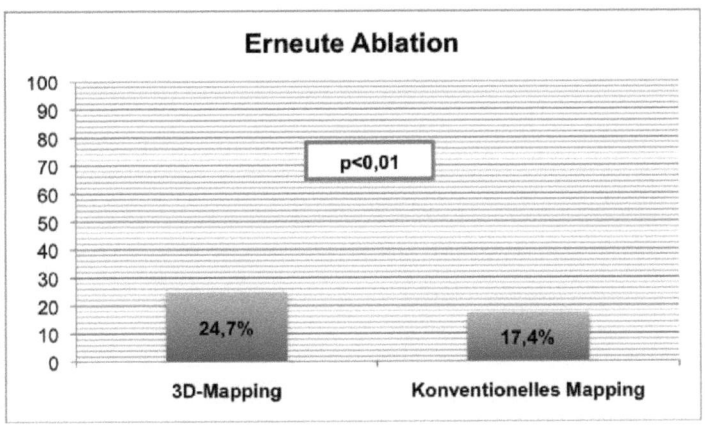

Abb. 24:   Follow Up: Durchführung einer erneuten Katheterablation

Hinsichtlich der weiteren erfassten Daten ergibt sich aus dem Follow-Up kein Unterschied zwischen beiden Gruppen. Interventionsbedingte Spätkomplikationen wie Pulmonalvenenstenose oder eine Phrenicusparese traten insgesamt selten auf (1,1% der Fälle). In Bezug auf anderweitige kardiovaskuläre Ereignisse gab es keine signifikanten Unterschiede zwischen den beiden Gruppen, ein Schlaganfall trat bei 2,3% aller Patienten auf, ein Myokardinfarkt bei 1,7% der Patienten. Eine koronare Revaskularisation wurde bei 10,7% aller Patienten erforderlich.

Bezüglich der Symptomatik geben 56,4% der Patienten aus Gruppe 1 eine Verbesserung an, aus Gruppe 2 ist dies bei 54,2% der Patienten der Fall (p=0,5).

Die Medikation zum Follow-Up-Zeitpunkt ist in beiden Gruppen nicht signifikant unterschiedlich. Betablocker nehmen 64,4% der Patienten in Gruppe 1 und 64,7% der Patienten in Gruppe 2 ein (p=0,95). Antiarrhythmika der Klasse I wurden bei 21,7% der Patienten in Gruppe 1 und 22,3% der Patienten in Gruppe 2 verordnet (p=0,83). Eine Therapie mit Klasse-III-Antiarrhythmika besteht bei 8,9% der Patienten in Gruppe 1 und 12,3% der Patienten in Gruppe 2 (p=0,09).

Die Behandlung mit oralen Antikoagulantien wird bei 35,7% der Patienten in Gruppe 1 und bei 32,0% der Patienten in Gruppe 2 (p=0,25) fortgeführt.

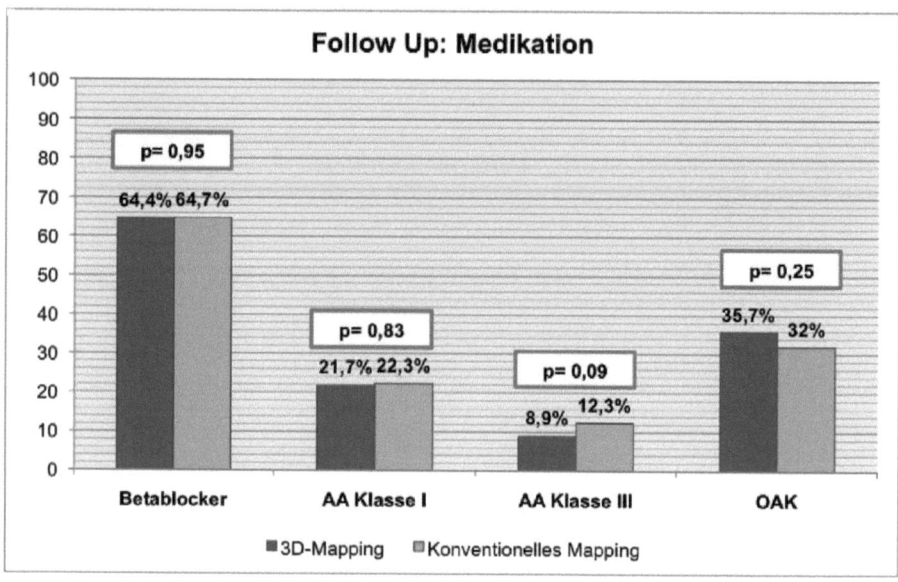

Abb. 24: Medikamentöse antiarrhythmische Therapie und Antikoagulation ein Jahr nach Pulmonalvenenisolation (AA: Antiarrhythmika; OAK: Orale Antikoagulation)

3.8 Patienten mit Erstablation

Wurden bislang die Ergebnisse der Gesamtheit aller untersuchten Patienten dargestellt, folgt nun die Differenzierung der Daten nach Erstablation und Rezidivablation.

Unter den 2632 untersuchten Patienten waren 1896 Patienten, die einem Ersteingriff unterzogen wurden. Von diesen wurden 1286 Patienten mit Hilfe eines dreidimensionalen Mappingsystems behandelt (Gruppe 1), bei 610 Patienten wurde der Eingriff konventionell geführt (Gruppe 2).

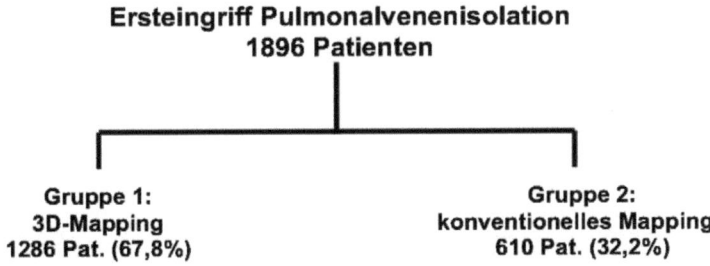

Abb. 25: Patienten mit einem Ersteingriff Pulmonalvenenisolation: Verteilung der Ablationsmethoden

In der Gruppe der Patienten, die ein dreidimensionales Mapping erhielten, wurde in 62,7% der Fälle das CARTO-System der Firma Biosense Webster angewendet und in 32,4% das ENSITE-System der Firma St. Jude Medical. Es handelt sich um eine ähnliche Verteilung wie in der Gesamtheit der untersuchten Patienten.

Die beiden Gruppen der Patienten, die einen Ersteingriff erhielten, unterscheiden sich – wie auch die Gesamtheit – in demografischer Hinsicht nicht signifikant. Auch bezüglich der kardialen Vorerkrankungen ergibt sich keine wesentliche Änderung zu den für die Gesamtheit gemachten Angaben. Dass in der Gruppe mit Anwendung einer konventionellen Ablationsmethode eine kardiale Grunderkrankung signifikant häufiger ist als in der Gruppe mit Anwendung eines dreidimensionalen Mappingsystems, ist bei den Patienten, die eine Erstablation erhielten, nicht signifikant nachweisbar (29,0% in der Gruppe mit Anwendung eines dreidimensionalen Mappingsystems vs. 33,1% in der Gruppe mit konventioneller Strategie, p=0,07). Die im Gesamtkollektiv gezeigte größere Häufigkeit einer hypertensiven Herzkrankheit in der Gruppe der konventionell behandelten Patienten bleibt auch in der Analyse der Patienten mit Erstablation erhalten (7,7% in Gruppe 1 vs. 13,7% in Gruppe 2, p<0,001).

Es zeigt sich hinsichtlich der tatsächlichen Ablationsstrategie in der Gruppe der Patienten, die ein dreidimensionales Mapping erhalten haben, ein größerer Anteil an zirkumferentiellen Ablationen (91,2% in Gruppe 1 vs. 77,1% in Gruppe 2, p<0,0001) gegenüber einem größeren Anteil an segmentaler Pulmonalvenenisolation in der Gruppe der konventionell behandelten Patienten (6,9% in Gruppe 1 vs. 24,1% in Gruppe 2, p<0,0001).

Auffällige Unterschiede zur Gesamtanalyse ergeben sich allerdings für den kurzfristigen und langfristigen Ablationserfolg. Die Auswertung der Erstablationen ergibt einen signifikant höheren Erfolg der Prozeduren, die mit Hilfe eines dreidimensionalen Mapping-

Systems durchgeführt wurden. In der Gruppe 1 wird ein Erfolg in 97,6% der Fälle angegeben, in Gruppe 2 lediglich in 95,9% der Fälle (p<0,05).

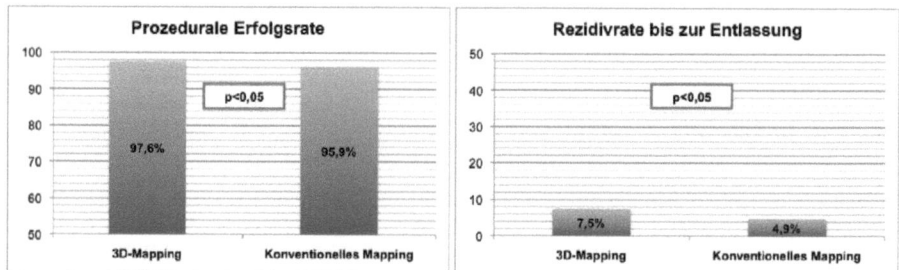

Abb. 26: Prozedurale Erfolgsrate und Rezidivrate bis zur Entlassung bei Patienten mit Ersteingriff Pulmonalvenenisolation

Im Gegensatz dazu steht allerdings, dass es bei Anwendung eines dreidimensionalen Mappingsystems zu signifikant mehr Rezidiven vor Entlassung kommt als bei einer konventionellen Strategie (7,5% in Gruppe 1 vs. 4,9% in Gruppe 2, p<0,05). Auch in der Nachbeobachtung nach einem Jahr zeigt sich ein Unterschied zwischen den beiden Gruppen.

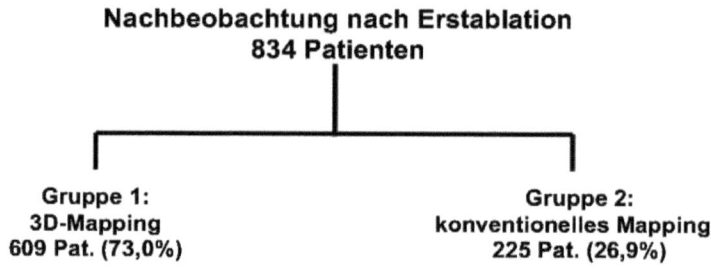

Abb. 27: Follow Up nach Erstablation: Verteilung der Ablationsmethoden

Es erfolgten 834 Nachbeobachtungen nach einem Jahr, 609 bei Patienten, die mit Einsatz eines dreidimensionalen Mappingsystems behandelt wurden, und 225 bei Patienten, deren Ablation konventionell geführt wurde. Bei 44,5% der ersten Gruppe kommt es zu Rezidiven gegenüber 38,7% in der zweiten Gruppe. Der Unterschied ist statistisch signifikant (p<0,05).

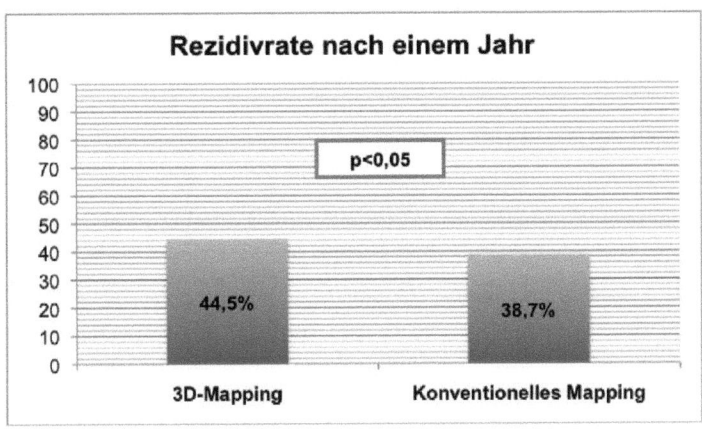

Abb. 28: Erstablation: Rezidivrate nach einem Jahr

Eine weitere Ablation wurde bei 28,0% der Patienten in Gruppe 1 notwendig, in Gruppe 2 hingegen nur bei 16,6% der Patienten. Es handelt sich um einen signifikanten Unterschied ($p<0,001$).

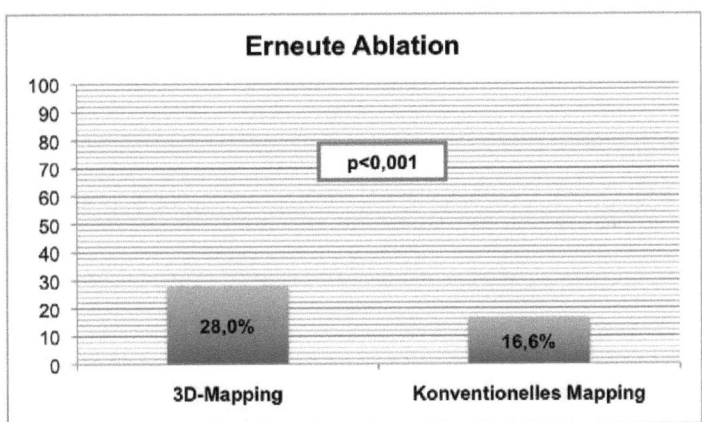

Abb. 29: Follow Up nach Erstablation: Durchführung einer erneuten Katheterablation

Die für die Gesamtheit aller Ablationen beschriebenen weiteren Effekte lassen sich identisch für die Erstablation nachweisen. Insbesondere die Aussagen über Prozedurdauer, Dauer der Hochfrequenzapplikationen, Röntgendurchleuchtung, Komplikationen,

Medikation und die Nachbeobachtung treffen auch für die Patienten mit erfolgter Erstablation zu.

3.9 Patienten mit Rezidivablation

Eine weitere Analyse wurde für Patienten, bei denen eine Rezidivablation notwendig wurde, durchgeführt. Es handelt sich jeweils um die zweite Katheterablation von Vorhofflimmern, die bei den Patienten durchgeführt wurde. Weitere Rezidivablationen wurden nicht in die Untersuchung eingeschlossen.

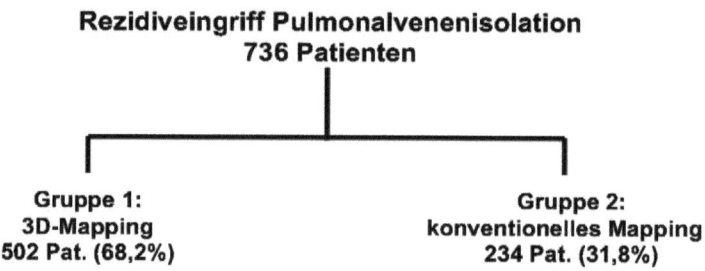

Abb. 30: Patienten mit einem Rezidiveingriff Pulmonalvenenisolation: Verteilung der Ablationsmethoden

Es wurden 736 Patienten untersucht, davon wurden 502 Patienten (68,2%), bei denen intraprozedural ein dreidimensionales Mappingsystem angewendet wurde, einer Gruppe 1 zugeordnet und 234 Patienten (31,8%), bei denen intraprozedural ein konventionelles Mapping durchgeführt wurde, einer Gruppe 2 zugewiesen.

Die beiden Gruppen unterscheiden sich hinsichtlich Alter und Geschlechterverteilung nicht, es handelt sich um eine ähnliche Verteilung wie für die Gesamtheit beschrieben.

Bezüglich der Häufigkeit einer kardialen Grunderkrankung zeigt sich ein statistisch signifikanter Unterschied zwischen beiden Gruppen. Bei 28,1% der Patienten aus Gruppe 1 und bei 38,5% aus Gruppe 2 liegt eine kardiale Grundkrankheit vor ($p<0,01$). Eine koronare Herzkrankheit haben 12,5% der Patienten in Gruppe 1 und 20,1% der Patienten aus Gruppe 2 ($p<0,01$). Einen Myokardinfarkt haben 2,6% der Patienten der Gruppe 1 und 9,8% der Patienten der Gruppe 2 schon einmal erlitten ($p<0,001$). Eine hypertensive Herzkrankheit liegt bei 6,4% der Patienten der Gruppe 1 und bei 13,2% der Patienten der Gruppe 2 vor ($p<0,01$). Weitere untersuchte Grunderkrankungen unterscheiden sich hinsichtlich der Verteilung nicht.

Wie schon für die beiden anderen Kollektiven beschrieben, ergibt sich auch für die Patienten der Rezidivablation ein Unterschied in den tatsächlich durchgeführten Ablationsstrategien. Wurde bei den Patienten, die mit Zuhilfenahme eines Mappingsystems behandelt wurden, in 87,1% eine erneute circumferentielle Ablation durchgeführt, so wurde dies in der konventionell behandelten Gruppe nur in 76,6% der Fälle getan (p<0,001). Eine segmentale Ablation erfolgte in der ersten Gruppe in 9,7% der Fälle, in der zweiten Gruppe in 21,3% der Fälle (p<0,0001).

Die Aussagen zur Prozedurdauer, Dauer der Hochfrequenzapplikationen und zur Röntgendurchleuchtungsdauer treffen auch für die Patienten, die einer Rezidivablation unterzogen wurden, zu.

Der im Anschluss an die durchgeführte Prozedur vom Untersucher beurteilte Primärerfolg unterscheidet sich zwischen Gruppe 1 und Gruppe 2 nicht (98% in Gruppe 1 und 98,3% in Gruppe 2, p=0,79). Auch die Häufigkeit einer Rezidivarrhythmie bis zur Entlassung ist mit 4,8% in Gruppe 1 und 4,7% in Gruppe 2 (p=0,97) nicht unterschiedlich.

Komplikationen aller beschriebenen Kategorien unterscheiden sich zwischen Gruppe 1 und Gruppe 2 nicht signifikant. Die für die Gesamtheit gezeigten Unterschiede in der antiarrhythmischen Medikation bei Entlassung können auch bei Patienten, die eine Rezidivablation erhalten haben, in ähnlicher Form nachgewiesen werden.

Rezidive innerhalb eines Jahres nach erfolgter Ablation treten in beiden Gruppen im gleichen Umfang auf (34,8% der Patienten in Gruppe 1 und 42,7% der Patienten in Gruppe 2, p=0,20).

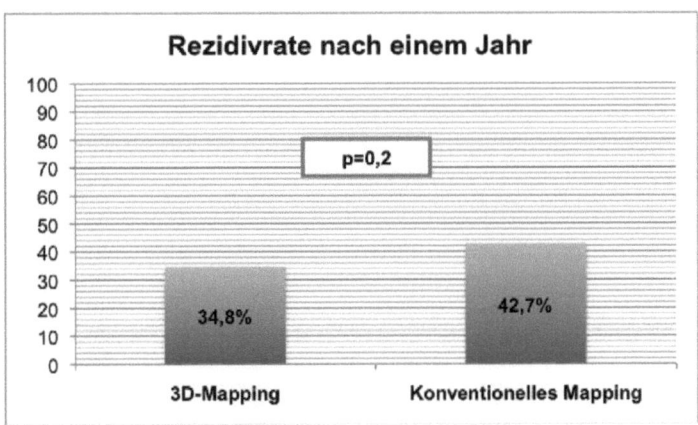

Abb. 31: Rezidivablation: Rezidivrate nach einem Jahr

Eine weitere Rezidivablation wurde bei 16,3% der Patienten aus Gruppe 1 und bei 20,7% der Patienten aus Gruppe 2 durchgeführt.

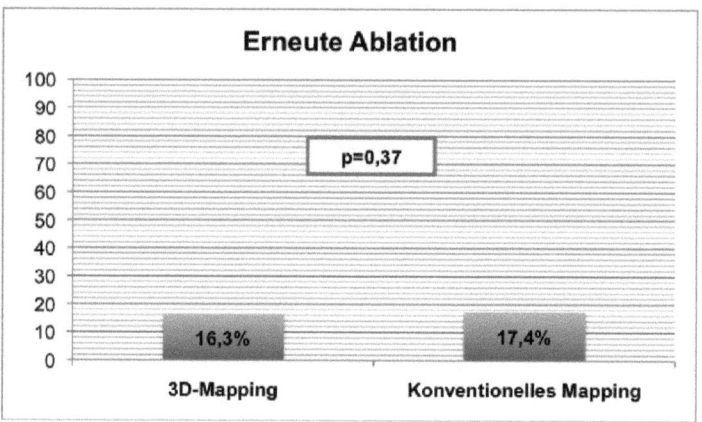

Abb. 32: Follow Up nach Rezidivablation: Durchführung einer erneuten Katheterablation

Hinsichtlich Spätkomplikationen und anderer kardiovaskulärer Ereignisse zeigen sich keine Unterschiede zwischen den Gruppen. Ebenso kann kein Unterschied in der verordneten Medikation ein Jahr nach erfolgter Rezidivablation gezeigt werden.

4. Diskussion

Die Katheterablation von Vorhofflimmern hat in den letzten Jahren Eingang in den klinischen Alltag gefunden [71, 72]. Dieser Prozess spiegelt sich auch in den aktuellen Leitlinien zur Behandlung von Vorhofflimmern [6] wider. So wird die Pulmonalvenenisolation als Behandlungsoption bei Patienten mit symptomatischem Vorhofflimmern empfohlen, bei denen eine antiarrhythmische Therapie nicht erfolgreich war. Erstmalig wird in den neuen Leitlinien der Europäischen Gesellschaft für Kardiologie die Pulmonalvenenisolation bei symptomatischen Patienten ohne strukturelle Herzkrankheit sogar als Option zur first-line-Behandlung erwähnt [6]. Demgegenüber besteht allerdings im klinischen Alltag nach wie vor eine gewisse Skepsis bezüglich neuartiger innovativer Verfahren. Daher ist eine breite wissenschaftliche Evaluierung vonnöten, um die Effizienz und Sicherheit der dargestellten Behandlungsstrategien durch objektive Daten zu untermauern.

Zur Verbesserung der Ablationsergebnisse werden in zunehmendem Maße dreidimensionale Mappingsysteme angewendet. Im Rahmen dieser Arbeit wird die Wertigkeit der Anwendung eines dreidimensionalen Mappingverfahrens bei der Katheterablation von Vorhofflimmern anhand von Daten aus dem Deutschen Ablations-Qualitätsregister untersucht.

4.1 Registerdaten

Bei dem Deutschen Ablations-Qualitätsregister handelt es sich um ein großes multizentrisches Register, das prospektiv geführt wird und in dem konsekutiv alle Patienten erfasst werden, die in den teilnehmenden Zentren einer Katheterablation unterzogen werden.

Die meisten Therapieempfehlungen und Behandlungsleitlinien basieren auf Ergebnissen großer randomisierter Studien. In solche Untersuchungen wird in der Regel ein speziell selektiertes Patientenkollektiv eingeschlossen, das streng definierten Kriterien entspricht. Die Nachsorge von Patienten in klinischen Studien erfolgt nach streng vorgegebenen Maßstäben. Die Patienten werden zumeist eng geführt, wie es im Alltag nicht üblich ist. Daher können Ergebnisse aus randomisierten Studien nur bedingt auf die Alltagsbedingungen übertragen werden [73].

Registerdaten können dagegen eine Behandlungsform im klinischen Alltag evaluieren und ihre Wirksamkeit und Sicherheit bei einem großen Patientenkollektiv dokumentieren. Ein zusätzlicher wesentlicher Punkt ist, dass aus den gewonnenen Daten Anregungen für weitere Forschungsvorhaben gewonnen werden können. Gute Beispiele für den großen klinischen Nutzen von Registerdaten sind das Deutsche Herzinfarktregister [74] und das Deutsche PCI-Register [74, 75] der Arbeitsgemeinschaft Leitender Kardiologischer Krankenhausärzte. Gerade in der Behandlung des akuten Myokardinfarktes konnte aus vorliegenden Registerdaten der prognostische Wert der frühen Koronarrevaskularisation belegt werden und mehrere randomisierte Studien zur Verbesserung der periinterventionellen medikamentösen Therapie initiiert werden [76].

Das Deutsche Ablations-Qualitätsregister ist ein Register, das in großem Umfang Daten aus dem klinischen Alltag der Katheterablation in Deutschland sammelt. Es werden sämtliche mittels Katheterablation behandelbare Arrhythmien erfasst, dabei werden Daten zur Anamnese, zur Prozedur und zum Outcome der Intervention sowie zur Entlassungsmedikation und etwaiger Komplikationen dokumentiert. Darüber hinaus werden Daten zum langfristigen Erfolg durch eine Nachbeobachtung nach einem Jahr gewonnen. Die Vielzahl der erfassten Parameter bietet große Möglichkeiten für die Beantwortung unterschiedlicher Fragestellungen. Die umfangreiche Datenerhebung ist dazu geeignet, die Wirksamkeit und Sicherheit der Katheterablation zu erfassen und mögliche Komplikationen aufzuzeigen. Das Deutsche Ablations-Qualitätsregister wird darüber hinaus Anstöße für weitere randomisierte Studien im Bereich der Katheterablation geben.

Bei Registerdaten ist jedoch in der Beantwortung spezifischer Fragestellungen und dem Vergleich verschiedener Therapieformen Vorsicht geboten, da in die Beurteilung des behandelnden Arztes immer subjektive Parameter und der klinische Gesamteindruck einfließen. Eine statistische Adjustierung dieser Parameter ist nicht immer mit ausreichender Sicherheit möglich [73]. Daher sollten aus dem vorliegenden Register gewonnene Erkenntnisse über bestimmte Therapieformen nach Möglichkeit durch randomisierte Studien erhärtet werden.

4.2 Limitationen

Im Folgenden sollen einige relevante Limitationen des Deutschen Ablations-Qualitätsregisters aufgezeigt werden.

Die Indikation zur Katheterablation wird in der Datenerfassung des Registers nicht explizit abgefragt, so dass nicht ersichtlich wird, ob die Katheterablation entsprechend den

Empfehlungen der aktuellen Leitlinien erfolgt. Die Indikationsstellung durch den behandelnden Arzt umfasst subjektive Aspekte, jedoch ist eine möglichst leitlinienkonforme Behandlung anzustreben. Insbesondere bei der Beurteilung der Effizienz der Katheterablation von Vorhofflimmern wäre eine genaue Abfrage der Indikation wünschenswert. Aber auch angesichts gravierender Komplikationsmöglichkeiten der Katheterablation von Vorhofflimmern sollte eine klare Indikationsstellung im klinischen Alltag erfolgen, die im Deutschen Ablations-Qualitätsregister zur Darstellung kommen sollte. In diesem Zusammenhang wäre eine Datenerhebung zur Effektivität der bisher angewendeten Antiarrhythmika notwendig. Diese Daten werden im vorliegenden Register jedoch nicht dokumentiert. Nach den aktuellen Leitlinien beruht die Indikationsstellung zur Pulmonalvenenisolation bei symptomatischem Vorhofflimmern auch auf einer ineffektiven antiarrhythmischen Therapie.

Des weiteren werden im elektronischen Erhebungsbogen des Deutschen Ablations-Qualitätsregisters keine Daten zu Prädiktoren eines Ablationserfolgs erhoben, die die Indikationsstellung zur Katheterablation mit beeinflussen. Insbesondere werden weder die Dauer der Arrhythmieanamnese noch die Vorhofgröße vor geplanter Pulmonalvenenisolation erfasst. Auch während der Prozedur auffallende anatomische Besonderheiten, wie zum Beispiel ein common ostium der lateralen Pulmonalvenen oder eine persistierende linke obere Hohlvene, können nicht in das Register eingegeben werden. Diese Daten sind jedoch zur Beurteilung des Ablationserfolgs wichtig. Hier wäre ebenfalls eine Erweiterung der Datenerfassung wünschenswert, um einen Ablationserfolg und die angewendete Ablationsstrategie auch auf Grundlage spezifischer Prädiktoren zu beurteilen.

Der prozedurale Ablationserfolg im Deutschen Ablations-Qualitätsregister wird durch den Untersucher eingeschätzt und in die Kategorien „Erfolg", „Teilerfolg" oder „kein Erfolg" eingeordnet. Hierbei handelt es sich nicht um einen eindeutigen und objektivierbaren Endpunkt, sondern um eine subjektive Bewertung. Besser wäre es, zur Beurteilung des Ablationserfolgs den objektivierbaren Endpunkt einer erzielten elektrischen Isolation aller Pulmonalvenen heranzuziehen. Dadurch wäre eine bessere Vergleichbarkeit der Ergebnisse gegeben.

Die Nachbeobachtung von Patienten des Deutschen Ablations-Qualitätsregisters erfolgt mittels telefonischer Befragung nach einem Jahr. Hierbei handelt es sich um ein Verfahren, in das subjektive Einschätzungen des Patienten und des Abfragenden einfliessen. Eine Erweiterung der Nachbeobachtung durch objektive Untersuchungsergebnisse, zum Beispiel durch die Aufzeichnung eines 7-Tage-Langzeit-EKGs zur Dokumentation einer Rezidivarrhythmie, wäre wünschenwert. Dies ist jedoch aufgrund der großen Anzahl von Patienten kaum durchführbar und muss daher weiteren Untersuchungen mit gezielter Fragestellung und einem kleineren Patientenkollektiv vorbehalten sein.

4.3 Datenlage

In den letzten Jahren sind Ergebnisse großer Surveys veröffentlicht worden, welche die Erkrankung Vorhofflimmern und ihre Behandlung im klinischen Alltag wiedergeben. Im Euro Heart Survey konnten Nieuwlaat et al. [10] darlegen, dass ein großer Anteil der Patienten mit Vorhofflimmern unter der Arrhythmie leiden und daher antiarrhythmische Konzepte zum Erhalt des Sinusrhythmus von erheblicher klinischer Bedeutung sind. Darüber hinaus konnten neue Erkenntnisse zu Begleiterkrankungen, zur Progression der Erkrankung [77] und zum gegenwärtigen Einsatz von Antikoagulantien gewonnen werden. Wichtig erscheint auch, dass die Empfehlungen der Leitlinien zur Behandlung von Vorhofflimmern in der Realität nicht ausreichend umgesetzt sind [10].

Auch das deutschlandweite Register des Kompetenznetzes Vorhofflimmern [11] konnte wegweisende Daten zur Epidemiologie von Vorhofflimmern und der Behandlungsrealität sammeln. Aus diesem Register ergaben sich mehrere Anstöße für die Durchführung großer randomisierter Studien wie FlecSL [78], ANTIPAF [79] und GAP-AF [80].

Beide großen Versorgungsregister stellen jedoch nicht die Realität der interventionellen Therapie von Vorhofflimmern dar. Im Register des Kompetenznetz Vorhofflimmern [11] wird zwar gezeigt, dass 11,9% der Patienten mit paroxysmalem Vorhofflimmern nach Einschluss in das Register mittels Katheterablation behandelt wurden, ausführliche Daten zu interventionellen Therapieoptionen wurden jedoch nicht erhoben.

Daten aus nationalen Registern zur Katheterablation liegen aus Schweden [71] und aus Spanien [81] vor, diese beinhalten Daten aus fünf respektive sieben Zentren. Zum Teil wurden die Daten dieser Register retrospektiv erhoben. Aus diesen Registern wurden Angaben zur Verteilung der Ablationsprozeduren im erfassten Kollektiv, zum unmittelbaren Ablationserfolg und zu Komplikationsraten veröffentlicht. Spezifische Analysen wurden bisher jedoch nicht veröffentlicht.

Größere prospektive Register, die die Katheterablationen umfassend in der klinischen Realität dokumentieren, liegen zum jetzigen Zeitpunkt nicht vor. Dem Deutschen Ablations-Qualitätsregister kommt hier eine große Bedeutung zu.

Zur Frage der Wertigkeit eines dreidimensionalen Mappingsystem in der Katheterabltion von Vorhofflimmern liegen keine randomisierten multizentrischen Studien vor. Khaykin et al. [82] konnte in einer Untersuchung mit 433 Patienten, die entweder einer Pulmonalvenenisolation mit Anwendung eines dreidimensionalen Mappingsystems oder einer konventionellen Strategie unterzogen wurden, darlegen, dass die Anwendung eines Mappingsystems bei vergleichbaren klinischen Ergebnissen zu einer signifikant kürzeren Prozedurdauer, zu einer signifikanten Reduktion der Durchleuchtungszeit und zu einer signifikanten Reduktion der Radiofrequenzenergieabgabe führt.

Auch Estner et al. [83] kommen bei der segmentalen Pulmonalvenenisolation zu dem Schluss, dass die Anwendung des dreidimensionalen Mappingsystems NavX zu einer signifikanten Reduktion von Prozedurdauer, Durchleuchtungszeit und Flächendosisprodukt führt. Hinsichtlich des unmittelbaren Erfolgs der Prozedur und der Freiheit von Vorhofflimmern nach einer mittleren Nachbeobachtungszeit von 9,5 Monaten finden sich bei beiden Methoden vergleichbare Ergebnisse.

4.4 Patienteneinschluss

In das Deutsche Ablations-Qualitätsregister wurden vom Beginn der Erfassung im März 2007 bis zum Auswertungsstichtag am 22. März 2010 die Anzahl von 2632 Patienten eingeschlossen, die eine Katheterablation von paroxysmalem Vorhofflimmern in einem der teilnehmenden Zentren erhalten haben. Berücksichtigt man aber, dass in der Gesamtbevölkerung eine Prävalenz von Vorhofflimmern in einer Größenordnung von 1-2% vorliegt, was einer geschätzten Patientenzahl von mindestens 800.000 in Deutschland entspricht, handelt es sich derzeit doch eher um einen kleinen Anteil, der einer Ablationsbehandlung zugeführt wird. Im Bereich der Katheterablation von Vorhofflimmern ist allerdings für die nächste Zeit mit einer gesteigerten Nachfrage zu rechnen. Angesichts der beschränkten Ressourcen bringt dies die Notwendigkeit mit sich, die Katheterablation von Vorhofflimmern weniger zeit- und kostenaufwendig zu gestalten und möglichst eine Steigerung der Effektivität zu erreichen. Die vorgelegten Daten sollen auch in dieser Hinsicht beurteilt werden.

4.5 Gesamtkollektiv

Das Gesamtkollektiv aller Patienten mit erfolgter Pulmonalvenenisolation mittels Hochfrequenzablation wurde in zwei Gruppen geteilt, in der Gruppe 1 wurden die Patienten zusammengefasst, bei denen eine Pulmonalvenenisolation unter Zuhilfenahme eines

dreidimensionalen Mappingsystems durchgeführt wurde. Die Gruppe 2 enthält die Patienten, die mit einem konventioneller Strategie behandelt wurden.
Beide Gruppen sind hinsichtlich demografischer Faktoren nicht unterschiedlich. In Gruppe 2 finden sich geringfügig mehr Patienten mit einer kardialen Grunderkrankung als in Gruppe 1.
Durch die Anwendung eines dreidimensionalen Mappingsystems wird ein virtuelles Abbild der endokardialen Oberfläche geschaffen, von der man sich eine zielgerichtete Ablation erhofft. Zudem wird eine Reduktion der Strahlenbelastung gegenüber einem konventionellen Mapping erwartet. Diese Zielsetzungen werden durch die vorliegenden Daten nicht bestätigt.

4.5.1 Prozedur

Die Rate des primären Erfolgs ist in beiden analysierten Gruppen gleich. Es handelt sich insgesamt um hohe Erfolgsraten (97,8% bzw. 96,6%), die auf eine entsprechende Expertise in den einschließenden Zentren schließen lässt.
Bei gleichem primären Prozedurerfolg in beiden Gruppen findet sich in der Gruppe mit Anwendung eines Mappingsystems eine längere Gesamtdauer der Hochfrequenzapplikationen, das konventionelle Mapping scheint in dieser Hinsicht bei gleicher Wirkung zielgerichteter zu sein. Die Röntgendurchleuchtungszeiten unterscheiden sich zwischen beiden Gruppen nicht signifikant, durch Anwendung eines dreidimensionalen Mappingsystems kommt es nicht zu einer Senkung der Strahlenbelastung.
Die Prozeduren mit Erstellung einer dreidimensionalen Rekonstruktion des linken Vorhofs dauern zudem signifikant länger. Angesichts der Ressourcenknappheit muss auch dieser Punkt in der Gesamtbeurteilung berücksichtigt werden.
Vor Entlassung kommt es nur bei einem geringen Anteil aller Patienten zu einem Rezidiv der Arrhythmie, hier ergeben sich keine Unterschiede zwischen beiden Gruppen.
Bessere prozedurale Ergebnisse oder Vorteile für die Patienten, die den Mehraufwand der Erstellung eines dreidimensionalen Modells rechtfertigen können, ergeben sich aus den vorliegenden Daten nicht.

4.5.2 Nachbeobachtung

Innerhalb eines Jahres nach der Ablation kommt es bei etwa 40% aller Patienten zu einem Rezidiv der Arrhythmie, 60% der Patienten bleiben beschwerdefrei. Eine größere Rezidivfreiheit wäre wünschenswert, jedoch finden sich in der Literatur ähnlich hohe

Rezidivraten [6]. Ein signifikanter Unterschied zwischen beiden Gruppen konnte in der vorliegenden Untersuchung nicht nachgewiesen werden.

Bei der Gruppe der Patienten, die mit Verwendung eines dreidimensionalen Mappingsystems behandelt wurden, wird signifikant häufiger eine erneute Ablationsprozedur durchgeführt als in der Gruppe mit einer konventionell geführten Ablation. Möglicherweise sind bei diesen Patienten die Episoden häufiger oder die Symptomatik ist stärker ausgeprägt. Eine sichere Aussage zu den Gründen lässt sich aus den vorliegenden Daten jedoch nicht ableiten.

Zusammenfassend kann gesagt werden, dass die Katheterablation von Vorhofflimmern ohne Anwendung eines dreidimensionalen Mappingsystems der Ablation mit Zuhilfenahme eines Mappingsystems im klinischen Outcome nicht unterlegen ist. Zudem ist die konventionell geführte Prozedur, anders als in der Literatur bisher berichtet, schneller und effektiver. Eine erhöhte Strahlenbelastung ist nicht nachweisbar.

4.5.3 Ursachen

Dass der Unterschied zwischen beiden Gruppen in der Verteilung von kardialen Grunderkrankungen das Ergebnis der Untersuchung maßgeblich beeinflusst haben könnte, erscheint aus inhaltlichen Gründen nicht plausibel. Die Ablation von Vorhofflimmern bei strukturell herzkranken Patienten gestaltet sich in der Regel schwieriger als die Ablation bei Patienten ohne strukturelle Herzerkrankung. Somit müsste sich die unterschiedliche Verteilung eher in Richtung einer Verschlechterung der Ablationsergebnisse und einer Verlängerung der Prozedur in Gruppe 2 ausgewirkt haben, da in dieser Gruppe mehr Patienten mit einer strukturellen Herzerkrankung enthalten waren.

Ein prozeduraler Unterschied bestand darin, dass bei Anwendung eines dreidimensionalen Mappingsystems ein größerer Anteil an circumferentiellen Ablationen durchgeführt wurde. Bei Durchführung eines konventionellen Mappings wurde dagegen ein höherer Anteil an segmentalen Ablationen dokumentiert. Über einen Effekt dieses nachweisbaren Unterschiedes können aus den vorliegenden Daten keine eindeutigen Aussagen getroffen werden. Relevant erscheint eher ein eindeutiger Endpunkt der Ablation mit kompletter Isolation aller vier Pulmonalvenen. Dieser Endpunkt wird im Deutschen Ablations-Qualitätsregister jedoch nicht abgefragt. Es ist allerdings anzunehmen, dass alle teilnehmenden Zentren die komplette Isolation als Endpunkt ansehen, wie dies bis auf wenige Ausnahmen derzeit auch international als allgemeiner Konsens gilt. Bezüglich des prozeduralen Vorgehens ist die wissenschaftliche Datenlage dünn, es gibt keine eindeutigen Aussagen kontrollierter Studien, hier besteht weiterer Forschungsbedarf. Ob die Isolation der Pulmonalvenen mittels eines zirkumferentiellen oder eines segmentalen Ansatzes erfolgt, erscheint weniger relevant. Wichtig ist nach Expertenkonsens [55] eher die sichere elektrische Isolation der Pulmonalvenen. Zumindest ergeben sich aus den hier vorliegenden Daten keine Hinweise auf ein erhöhtes Risiko für das Entstehen einer Pulmonalvenenstenose bei einem segmentalen Vorgehen.

Hinsichtlich schwerwiegender Komplikationen ergeben sich zwischen beiden Gruppen keine Unterschiede, bezüglich moderater und Minor-Komplikationen zeigt sich eine signifikant geringere Rate an Komplikationen in der Gruppe der Patienten, die einem konventionellen Mapping unterzogen wurden. Über die Ursachen dieser geringeren Komplikationsrate kann nur gemutmaßt werden. Eine Rolle könnte die kürzere Untersuchungsdauer oder die geringere Dauer der Hochfrequenzapplikationen spielen.

4.6 Patienten mit Erstablation

Betrachtet man selektiv die Patienten mit Erstablation, ergeben sich weitere Aspekte, die die Wertigkeit der konventionell geführten Katheterablation stützen. Die Pulmonalvenenisolation mit Anwendung eines dreidimensionalen Mappingsystems weist zwar eine höhere Rate des Soforterfolgs auf, jedoch kommt es schon bis zur Entlassung zu signifikant mehr Rezidiven an Vorhofflimmern. Auch nach einem Jahr findet sich eine deutlich höhere Rate an Rezidiven, so dass eine größere Anzahl an Rezidivablationen durchgeführt werden muss. Es zeigt sich somit, dass die konventionell geführte Ablation zu einem besseren Langzeiterfolg bei Ersteingriffen führt.

Die Ursachen hierfür könnten darin liegen, dass sich die konventionell geführte Ablationsstrategie mehr nach lokalen Potentialen und Signalsequenzen im Spiralkatheter in den Pulmonalvenen orientiert und dadurch eine zielgerichtetere Ablation im Bereich der für die Leitung in die Pulmonalvenen relevanten Strukturen ermöglicht wird. Bei der Ablation mit Hilfe eines dreidimensionalen Mappingsystems kommt es zwar zu einem höheren Soforterfolg, jedoch besteht eine höhere Rate an Früh- und Spätrezidiven. Diese sind in der Regel durch eine Erholung der Leitung in die Pulmonalvenen bedingt [84]. Möglicherweise werden im Rahmen dieses Verfahrens die für die elektrische Leitung in die Pulmonalvenen relevanten Bereiche durch die Ablation nur temporär supprimiert, so dass sich im Verlauf wieder eine Leitung in die Pulmonalvenen ausbilden kann, die dann zu klinischen Rezidiven von Vorhofflimmern führt. Die Anwendung eines dreidimensionalen Mappingsystems bietet dem Untersucher ein dreidimensionales virtuelles Abbild der inneren Oberfläche des linken Vorhofs und gibt eine Lokalisation für die Anlage der Ablationslinien vor. Möglicherweise kommt es dadurch nicht zu einer ausreichend genauen Platzierung der Ablationslinien in den realen anatomischen Gegebenheiten, so dass die für die Leitung relevanten Strukturen nur temporär eliminiert werden und eine höhere Rezidivrate zu verzeichnen ist.

Ein weiterer Faktor, der zu den besseren Ergebnissen für die konventionelle Ablationsstrategie geführt haben könnte, ist die Erfahrung des Untersuchers. Die Katheterablation von Vorhofflimmern ist eine über einen längerfristigen Zeitraum zu erlernende Technik. In der Regel wird dabei zunächst die Pulmonalvenenisolation unter Zuhilfenahme eines dreidimensionalen Mappingsystems erlernt, da das virtuelle Abbild der endokardialen Oberfläche die räumliche Vorstellung erleichtert. Die konventionelle Ablationsstrategie wird dagegen in der Regel von langjährig erfahrenen Untersuchern vorgenommen. Die These, dass die Erfahrung des Untersuchers die Ergebnisse beeinflusst haben könnte, kann dadurch gestützt werden, dass von den 610 dokumentierten konventionell geführten Erstablationen 482 Ablationen (79%) in drei Zentren durchgeführt wurden, die schwerpunktmäßig das konventionelle Mapping anwenden. Die Untersucher in diesen Zentren könnten in der Katheterablation von Vorhofflimmern besser ausgebildet sein als diejenigen Untersucher, die an den anderen Zentren die Katheterablation unter Zuhilfenahme eines dreidimensionalen Mappingsystems durchführen. In einer Registerstudie sind solche Einflüsse nicht durch statistische Verfahren zu eliminieren.

Hinsichtlich der für das Gesamtkollektiv der untersuchten Patienten getroffenen Aussagen zu Untersuchungsdauer, Strahlenbelastung und Dauer der Hochfrequenzapplikationen ergeben sich für das Kollektiv der Erstablationen vergleichbare Ergebnisse. Dies betrifft in ähnlicher Weise auch die Ergebnisse in Bezug auf Komplikationen.

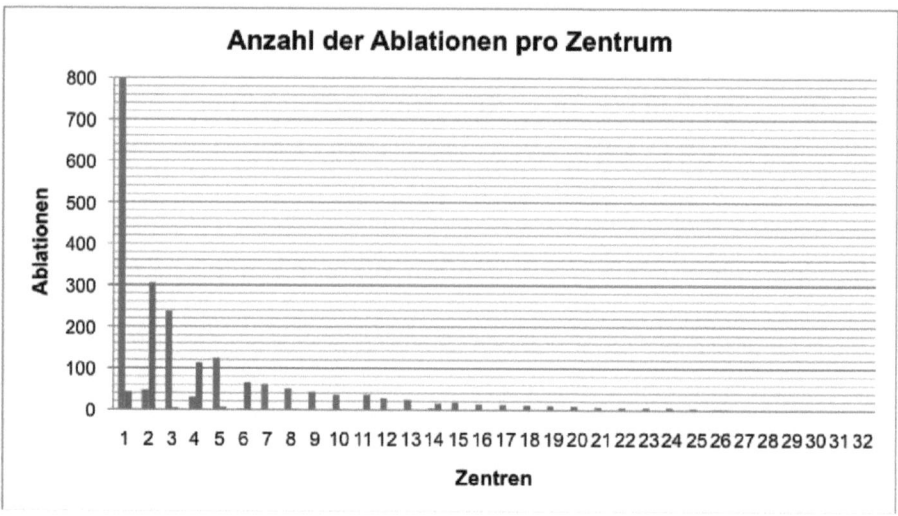

Abb. 33: Anzahl der Ablationen pro Zentrum (blau: Ablation unter Verwendung eines dreidimensionalen Mappingsystems, rot: konventionell geführte Ablation)

4.7 Patienten mit Rezidivablation

Bei der getrennten Analyse der Patienten mit Rezidivablation ergibt sich zwischen der Gruppe der Patienten, die unter Anwendung eines dreidimensionalen Mappingsystems behandelt wurden, und der Gruppe der Patienten, die konventionell behandelt wurden, kein signifikanter Unterschied hinsichtlich des kurz- und langfristigen Erfolgs. Sowohl der unmittelbare Ablationserfolg, als auch Frührezidive und die Rezidive nach einem Jahr unterscheiden sich nicht signifikant. Die anderen bereits für das Gesamtkollektiv beschriebenen Effekte lassen sich auch in der Gruppe der Patienten mit erfolgter Rezidivablation nachweisen. Beachtenswert ist allerdings, dass es nach erfolgter Rezidivablation bei etwa einem Drittel der Patienten innerhalb eines Jahres unabhängig von der verwendeten Methode wiederum zu Rezidiven kommt (34,8% in Gruppe 1 vs. 42,7% in Gruppe 2, n.s.). Über die Gründe für diese relativ hohe Rate an Rezidiven, die auch nach einer zweiten Katheterablation von Vorhofflimmern auftreten, können aus den vorliegenden Daten keine eindeutigen Schlüsse gezogen werden. Ursächlich könnte eine erneute Erholung der Leitung in die Pulmonalvenen sein, darüber hinaus wäre es aber auch möglich, dass bei diesen Patienten andere Triggermechanismen vorliegen, die Vorhofflimmern induzieren. So ist seit der Erstbeschreibung durch Haissaguerre [29] bekannt, dass weitere ektope Foci aus dem Koronarvenensinus, der Vena cava superior und aus der Hinterwand des linken Vorhofs Vorhofflimmern induzieren können. Bisher ist es jedoch nicht gelungen, Patienten zu identifizieren, bei denen diese ektopen Foci eine wesentliche Rolle in der Entstehung von Vorhofflimmern spielen. Gelänge es, diese Patienten vor der Intervention oder auch intraprozedural herauszufiltern, könnte bei ihnen eine erweiterte Ablationsstrategie mit besseren Erfolgsergebnissen durchgeführt werden. Hier besteht für die nächsten Jahre weiterer Forschungsbedarf.

4.8 Fazit und Ausblick

Die konventionell geführte Pulmonalvenenisolation ist der Pulmonalvenenisolation mit Anwendung eines dreidimensionalen Mappingsystems in Bezug auf die klinischen Ergebnisse nicht unterlegen. Zudem ist die Ablation schneller, effektiver und kostengünstiger. Zu einer vermehrten Strahlenbelastung kommt es nicht.
Diese Ergebnisse sollten durch eine kontrollierte klinische Studie untermauert werden. Bei einer Bestätigung der dargestellten Ergebnisse kann die Empfehlung abgeleitet werden, die konventionell geführte Pulmonalvenenisolation häufiger als bisher durchzuführen. Im untersuchten Kollektiv lag der Anteil an Patienten, die eine konventionelle Ablationsstrategie erhalten haben, nur bei 32,2% aller behandelten Patienten.
Die Pulmonalvenenisolation mit Hilfe eines dreidimensionalen Mappingsystems wird jedoch weiterhin einen hohen Stellenwert behalten. So ist die Technik der konventionell geführten Pulmonalvenenisolation schwieriger zu erlernen, wenn nicht bereits zuvor Kenntnisse in der Navigation von Kathetern im linken Atrium mit Unterstützung durch ein dreidimensionales Mappingsystem erworben wurden. Eine Anwendung der konventionellen Ablationsmethode durch Untersucher mit geringer Erfahrung oder in kleineren Zentren mit geringen Interventionszahlen ist daher nicht zu erwarten. Auch bei schwierigen anatomischen Bedingungen bleibt ein solches System unverzichtbar.
Bei einer Bestätigung der dargestellten Ergebnisse durch eine kontrollierte klinische Studie sollten jedoch erfahrene Untersucher ermuntert werden, die Katheterablation von Vorhofflimmern häufiger als bisher mit einer konventionellen Strategie durchzuführen.
Durch einen höheren Anteil konventionell geführter Katheterablationen von Vorhofflimmern könnte aufgrund der kürzeren Interventionszeit eine größere Kapazität für steigende Patientenzahlen zur Verfügung gestellt werden. Darüber hinaus würden durch die ausbleibenden Kosten für die Anwendung eines dreidimensionalen Mappingsy-

stems Kosten für das Gesundheitssystem eingespart. Ob durch eine konsequente und frühzeitige Intervention zum Erhalt des Sinusrhythmus die Prognose des Patienten zu verbessern ist, wird derzeit weiter erforscht.

Bei einem positiven Ergebnis in dieser Hinsicht wird es zu einer deutlichen Steigerung der Anzahl an Patienten kommen, die einer Ablation bedürfen. Eine Verkürzung der Prozedur, Verbesserung der Effizienz und Senkung der Kosten ist vonnöten, um allen Patienten die notwendige Versorgung zukommen lassen zu können.

5. Zusammenfassung

Vorhofflimmern ist die häufigste aller Herzrhythmusstörungen und ist mit einer erhöhten Mortalität und Morbidität verbunden. Eine steigende Anzahl von Patienten mit Vorhofflimmern wird für die Zukunft erwartet.

Die Therapie von Vorhofflimmern muss einerseits die Verbesserung der Prognose zum Ziel haben. Andererseits gilt es, arrhythmiebedingte Beschwerden zu beseitigen. Die Beschwerdesymptomatik kann durch eine frequenzlimitierende Therapie gemildert werden, in vielen Fällen ist es jedoch notwendig, einen stabilen Sinusrhythmus zu erzielen, um Symptomfreiheit zu erreichen. Antiarrhythmische Medikamente sind jedoch in der Unterdrückung von Vorhofflimmern häufig nicht effektiv oder werden wegen Nebenwirkungen nicht vertragen.

Die Katheterablation von Vorhofflimmern hat sich als effektive Therapie im klinischen Alltag etabliert. Die wesentliche Grundlage für das Ablationsverfahren ist die Erkenntnis, dass Vorhofflimmern durch ektope Foci in den Pulmonalvenen initiiert wird. Durch eine elektrische Isolation der Pulmonalvenen kann die Entstehung von Vorhofflimmern verhindert werden.

Die Prozedur der Pulmonalvenenisolation kann einerseits unter Anwendung eines dreidimensionalen Mappingsystems erfolgen, mit dessen Hilfe ein virtuelles Modell der endokardialen Oberfläche geschaffen und zur Katheternavigation genutzt wird. Andererseits kann die Prozedur auch als konventionelle Ablation durchgeführt werden, bei der die Katheter anhand von Röntgendurchleuchtung und lokalen elektrischen Potentialen gesteuert werden.

Im Rahmen der vorliegenden Registerstudie wurden 2632 Patienten mit paroxysmalem Vorhofflimmern untersucht, welche konsekutiv in das prospektive multizentrische Deutsche Ablations-Qualitätsregister eingeschlossen wurden. 1790 Patienten (68%) wurden unter Zuhilfenahme eines dreidimensionalen Mappingsystems (Gruppe 1) behandelt, 842 Patienten (32%) wurden mit der konventionellen, elektrophysiologisch geführten Ablationsmethode (Gruppe 2) behandelt.

Beide Gruppen sind hinsichtlich demografischer Daten (Alter, Geschlechterverteilung) vergleichbar, in Gruppe 2 findet sich ein etwas höherer Anteil an Patienten mit einer kardialen Grunderkrankung (28,8% in Gruppe 1 vs. 34,4% in Gruppe 2, p<0,01).

Der Soforterfolg der Prozeduren ist in beiden Gruppen vergleichbar hoch (97,8% bzw. 96,6%), die Prozedur ohne Anwendung eines dreidimensionalen Mappingsystems ist allerdings signifikant kürzer (Gesamtprozedurdauer 185 Minuten in Gruppe 1 vs. 113 Minuten in Gruppe 2, p<0,0001), effektiver (mittlere Dauer der Hochfrequenzstromapplikation in Gruppe 1 2295s in Gruppe 1 und 1285s in Gruppe 2, p=0,0001) und führt nicht zu einer erhöhten Strahlenbelastung (mittlere Durchleuchtungszeit 25 Minuten in beiden Gruppen).

Schwerwiegende Komplikationen traten periprozedural insgesamt selten auf, dahingehend besteht kein Unterschied zwischen beiden Gruppen. Moderate und kleinere Komplikationen sind in der Gruppe der Patienten, die mit Hilfe eines dreidimensionalen Mappingsystems behandelt wurden, statistisch jedoch signifikant häufiger.

Bei 1141 (835/306) Patienten erfolgte eine Nachbeobachtung nach einem Jahr, diese wurde mittels telefonischer Befragung durchgeführt. Bei den übrigen Patienten lag die Ablationsprozedur am Erhebungsstichtag noch nicht ein Jahr zurück. Die Rezidivhäufigkeit unterscheidet sich zwischen beiden Gruppen nicht signifikant (43,3% in Gruppe 1 vs. 39,6% in Gruppe 2, p=0,26).

Die Katheterablation von Vorhofflimmern ist eine Behandlungsoption bei medikamentös therapierefraktärem Vorhofflimmern. Die Ergebnisse dieser Untersuchung zeigen, dass die konventionell geführte Pulmonalvenenisolation der Katheterablation mit dreidimensionalem Mapping weder hinsichtlich des prozeduralen Erfolgs noch hinsichtlich der Rezidivfreiheit nach einem Jahr unterlegen ist. Die konventionell geführte Prozedur ist zudem kürzer und zielgerichteter, ohne dass es zu einer erhöhten Strahlenbelastung oder häufigeren Nebenwirkungen kommt. Die Anwendung dieser Methode bedarf allerdings erfahrener Untersucher.

Um angesichts begrenzter Ressourcen und dem zu erwartenden Patientenanstieg einen verstärkten Einsatz der konventionell geführten Ablationsmethode anstreben zu können, sollten die dargestellten Ergebnisse dieser Untersuchung durch eine prospektive randomisierte Studie untermauert werden.

6. Literaturverzeichnis

1	Lüderitz B. Herzrhythmusstörungen: Diagnostik und Therapie, 5. Auflage. Berlin – Heidelberg - New York: Springer, 1998: 371-382.

2	Fuster V, Rydén LE, Asinger RW et al. ACC/AHA/ESC guidelines for the management of patients with atrial fibrillation: executive summary. A Report of the American College of Cardiology/American Heart Association Task Force on Practice Guidelines and the European Society of Cardiology Committee for Practice Guidelines and Policy Conferences (Committee to Develop Guidelines for the Management of Patients With Atrial Fibrillation): developed in Collaboration With the North American Society of Pacing and Electrophysiology. Eur Heart J 2001; 22: 1852-1923.

3	Benjamin EJ, Wolf PA, D'Agostino RB, Silbershatz H, Kannel WB, Levy D. Impact of atrial fibrillation on the risk of death: the Framingham Heart Study. Circulation 1998; 98(10): 946-952.

4	Hannink M, Laubinger G. Das klinische Bild des idiopathischen paroxysmalen Vorhofflimmerns. Herz/Kreislauf 1982; 8: 446.

5	Nichol G, McAlister F, Pham B et al. Meta-analysis of randomised controlled trials of the effectiveness of antiarrhythmic agents at promoting sinus rhythm in patients with atrial fibrillation. Heart. 2002 Jun;87(6): 535-43.

6	Camm AJ, Kirchhof P, Lip GY et al. Guidelines for the management of atrial fibrillation. European Heart Journal 2010; 31: 2369–2429.

7	Olsson SB, Carlson J, Holm M. Atrioventricular nodal function in atrial fibrillation: what is the optimum ventricular rate? In: Murgatroyd FD, Camm AJ, eds. Nonpharmacolgical management of atrial fibrillation. Armonk-New York: Futura, 1996: 55-64.

8	Stewart S, Hart CL Hole DJ, McMurray JJ. Population prevalence, incidence and predictors of atrial fibrillation in the Renfrew/Paisley study Heart 2001; 86: 516-521.

9	Miyasaka Y, Barnes ME, Gersh BJ et al. Secular trends in incidence of atrial fibrillation in Olmsted County, Minnesota, 1980 to 2000, and implications on the projections for future prevalence. Circulation. 2006 Jul 11;114(2): 119-25.

10	Nieuwlaat R, Capucci A, Camm AJ, Olsson SB, Andresen D, Davies DW, Cobbe S, Breithardt G, Le Heuzey JY, Prins MH, Levy S, Crijns HJ. Atrial fibrillation management: a prospective survey in ESC member countries: the Euro Heart Survey on Atrial Fibrillation. Eur Heart J 2005;26:2422-34.

11	Nabauer M, Gerth A, Limbourg T, Schneider S, Oeff M, Kirchhof P, Goette A, Lewalter T, Ravens U, Meinertz T, Breithardt G, Steinbeck G. The Registry of the German Competence NETwork on Atrial Fibrillation: patient characteristics and initial management. Europace 2009;11:423-34.

12	Kotseva K, Wood D, De Backer G, De Bacquer D, Pyörälä K, Keil U. EUROASPIRE III: a survey on the lifestyle, risk factors and use of cardioprotective drug therapies in coronary patients from 22 European countries. Eur J Cardiovasc Prev Rehabil. 2009 Apr;16(2):121-37.

13	Maier B, Thimme W, Schoeller R, Fried A, Behrens S, Theres H. Improved therapy and outcome for patients with acute myocardial infarction-data of the Berlin Myocardial Infarction Registry from 1999 to 2004. Int J Cardiol. 2008 Nov 12;130(2):211-9.

14	Moss AJ, Hall WJ, Cannom DS et al. Cardiac-resynchronization therapy for the prevention of heart-failure events. N Engl J Med. 2009 Oct 1;361(14):1329-38.

15	Jabaudon D, Sztajzel J, Sievert K, Landis T, Sztajzel R. Usefulness of ambulatory 7-day ECG monitoring for the detection of atrial fibrillation and flutter after acute stroke and transient ischemic attack. Stroke 2004;35:1647 – 1651.

16	Hindricks G, Pokushalov E, Urban L et al. Performance of a new leadless implantable cardiac monitor in detecting and quantifying atrial fibrillation: Results of the XPECT trial. Circ Arrythm Electrophysiol. 2010 Apr 1;3(2):141-7.

17   Kirchhof P, Auricchio A, Bax J, et al. Outcome parameters for trials in atrial fibrillation: executive summary. Recommendations from a consensus conference organized by the German Atrial Fibrillation Competence NETwork (AFNET) and the European Heart Rhythm Association (EHRA). Eur Heart J 2007;28:2803 – 2817.

18   Spertus J, Dorian P, Bubien R et al. Development and Validation of the Atrial Fibrillation Effect on QualiTy-of-Life (AFEQT) Questionnaire in Patients With Atrial Fibrillation. Circ Arrhythm Electrophysiol. 2011 Feb 1;4(1):15-25.

19   Stewart S, Hart CL, Hole DJ, McMurray JJ. A population-based study of the long-term risks associated with atrial fibrillation: 20-year follow-up of the Renfrew/Paisley study. Am J Med 2002;113:359-64.

20   Knecht S, Oelschlager C, Duning T et al. Atrial fibrillation in stroke-free patients is associated with memory impairment and hippocampal atrophy. Eur Heart J 2008;29:2125–2132.

21   Thrall G, Lane D, Carroll D, Lip GY. Quality of life in patients with atrial fibrillation: a systematic review. Am J Med 2006 May;119(5):448.e1-19.

22   Willich S, Kostenbelastung durch Vorhofflimmern in Deutschland, Charité Institut für Sozialmedizin, Internetveröffentlichung, 2006.

23   Ozaydin M, Turker Y, Varol E, Alaca S, Erdogan D, Yilmaz N, Dogan A. Factors associated with the development of atrial fibrillation in patients with rheumatic mitral stenosis. Int J Cardiovasc Imaging. 2010 Jun;26(5):547-52.

24   Soler-Soler J, Galve E. Worldwide perspective of valve disease. Heart 2000;83:721–725.

25   Iung B, Baron G, Butchart EG, Delahaye F et al. A prospective survey of patients with valvular heart disease in Europe: the Euro Heart Survey on valvular heart disease. Eur Heart J 2003;24:1231–1243.

26   Osman F, Franklyn JA, Holder RL, Sheppard MC, Gammage MD. Cardiovascular manifestations of hyperthyroidism before and after antithyroid therapy: a matched case-control study. J Am Coll Cardiol. 2007 Jan 2;49(1):71-81.

27   Schotten U, Verheule S, Kirchhof P, Goette A. Pathophysiological mechanisms of atrial fibrillation—a translational appraisal. Physiol Rev 2010; in press.

28   Daoud EG, Bogun F, Goyal R, Harvey M, Man KC, Strickberger SA, Morady F. Effect of atrial fibrillation on atrial refractoriness in humans. Circulation 1996 Oct 1;94(7):1600-6.

29   Haissaguerre M, Jais P, Shah DC et al. Spontaneous initiation of atrial fibrillation by ectopic beats originating in the pulmonary veins. N Engl J Med 1998;339: 659 – 666.

30   Moe GK, Abildskov JA. Atrial fibrillation as a self-sustaining arrhythmia independent of focal discharge. Am Heart J 1959; 58:59-70.

31   Jahangir A, Lee V, Friedman PA et al. Long-term progression and outcomes with aging in patients with lone atrial fibrillation: a 30-year follow-up study. Circulation 2007;115:3050 – 3056.

32   Chugh SS, Blackshear JL, Shen WK, Hammill SC, Gersh BJ. Epidemiology and natural history of atrial fibrillation: clinical implications. J Am Coll Cardiol. 2001; 37: 371–378.

33   Gersh BJ, Tsang TS, Seward JB. The changing epidemiology and natural history of nonvalvular atrial fibrillation: clinical implications. Trans Am Clin Climatol Assoc. 2004;115:149-59.

34   Lévy S, Maarek M, Coumel P et al. Characterization of Different Subsets of Atrial Fibrillation in General Practice in France. The ALFA Study. Circulation. 1999;99:3028-3035.

35   McCabe PJ, Schumacher K, Barnason SA. Living With Atrial Fibrillation: A Qualitative Study. J Cardiovasc Nurs. 2011 Jan 21. Epub ahead of print.

36   Hart RG, Pearce LA, Aguilar MI. Meta-analysis: antithrombotic therapy to prevent stroke in patients who have nonvalvular atrial fibrillation. Ann Intern Med 2007;146:857 – 867.

37   AFFIRM Investigators. A comparison of rate control and rhythm control in patients with atrial fibrillation. N Engl J Med 2002;347:1825 – 1833.

38   Van Gelder IC, Hagens VE, Bosker HA et al. A comparison of rate control and rhythm control in patients with recurrent persistent atrial fibrillation. N Engl J Med 2002;347:1834 – 1840.

39   Hohnloser SH, Crijns HJ, van Eickels M, Gaudin C, Page RL, Torp-Pedersen C, Connolly SJ. Effect of dronedarone on cardiovascular events in atrial fibrillation. N Engl J Med 2009;360:668 – 678.

40   Marrouche NF, Brachmann J; CASTLE-AF Steering Committee. Catheter ablation versus standard conventional treatment in patients with left ventricular dysfunction and atrial fibrillation (CASTLE-AF) - study design. Pacing Clin Electrophysiol. 2009 Aug;32(8):987-94.

41   Cleland JG, Coletta AP, Buga L, Ahmed D, Clark AL. Clinical trials update from the American College of Cardiology meeting 2010: DOSE, ASPIRE, CONNECT, STICH, STOP-AF, CABANA, RACE II, EVEREST II, ACCORD, and NAVIGATOR. Eur J Heart Fail. 2010 Jun;12(6):623-9.

42   Van Gelder IC, Groenveld HF, Crijns HJ et al. Lenient versus strict rate control in patients with atrial fibrillation. N Engl J Med 2010;362:1363 – 1373.

43 McNamara RL, Bass EB, Miller MR et al. Management of new onset atrial fibrillation (evidence report/Technology assessment). Agency for Heathcare Research and Quality. 2001, Publication No. AHRQ 01-E026.Med 2008;168:581 – 586.

44 Lafuente-Lafuente C, Mouly S, Longas-Tejero MA, Bergmann JF. Antiarrhythmics for maintaining sinus rhythm after cardioversion of atrial fibrillation. Cochrane Database Syst Rev 2007;4:CD005049.Arrhythm Electrophysiol 2009;2:349 – 361.

45 Aliot E, Capucci A, Crijns HJ, Goette A, Tamargo J. Twenty-five years in the making: flecainide is safe and effective for the management of atrial fibrillation. Europace. 2011 Feb;13(2):161-73.

46 Taylor R, Gandhi MM, Lloyd G. Tachycardia due to atrial flutter with rapid 1:1 conduction following treatment of atrial fibrillation with flecainide. BMJ. 2010 Mar 10;340:b4684. doi: 10.1136/bmj.b4684.

47 Aliot E, Denjoy I. Comparison of the safety and efficacy of flecainide versus propafenone in hospital out-patients with symptomatic paroxysmal atrial fibrillation/flutter. Am J Cardiol. 1996 Jan 25;77(3):66A-71A. Erratum in: Am J Cardiol 1996 Jul 1;78(1):130.

48 Mixed treatment comparison of dronedarone, amiodarone, sotalol, flecainide, and propafenone, for the management of atrial fibrillation. Freemantle N, Lafuente-Lafuente C, Mitchell S, Eckert L, Reynolds M. Europace. 2011 Mar;13(3):329-45.

49 Connolly SJ. Evidence-based analysis of amiodarone efficacy and safety. Circulation 1999;100:2025 – 2034.

50 Kirchhof P, Franz MR, Bardai A, Wilde AM. Giant T – U waves precede torsades de pointes in long QT syndrome. A systematic electrocardiographic analysis in patients with acquired and congenital QT prolongation. J Am Coll Cardiol 2009; 54:143 – 149.

51 Sohns C, Zabel M. Current role of amiodarone in antiarrhythmic therapy. Herzschrittmacherther Elektrophysiol. 2010 Dec;21(4):239-43.

52   Le Heuzey J, De Ferrari GM, Radzik D, Santini M, Zhu J, Davy JM. A short-term, randomized, double-blind, parallel-group study to evaluate the efficacy and safety of dronedarone versus amiodarone in patients with persistent atrial fibrillation: the DIONYSOS study. J Cardiovasc Electrophysiol 2010;21:597 – 605.

53   Kober L, Torp-Pedersen C, McMurray JJ, Gotzsche O, Levy S, Crijns H, Amlie J, Carlsen J. Increased mortality after dronedarone therapy for severe heart failure. N Engl J Med 2008;358:2678 – 2687.

54   Kirchhof P, Eckardt L, Loh P et al. Anterior – posterior versus anterior – lateral electrode positions for external cardioversion of atrial fibrillation: a randomised trial. Lancet 2002;360:1275 – 1279.

55   Calkins H, Brugada J, Packer DL et al. HRS/EHRA/ECAS Expert Consensus Statement on Catheter and Surgical Ablation of Atrial Fibrillation: Recommendations for Personnel, Policy, Procedures and Follow-Up: a report of the Heart Rhythm Society (HRS) Task Force on Catheter and Surgical Ablation of Atrial Fibrillation developed in partnership with the European Heart Rhythm Association (EHRA) and the European Cardiac Arrhythmia Society (ECAS); in collaboration with the American College of Cardiology (ACC), American Heart Association (AHA), and the Society of Thoracic Surgeons (STS). Endorsed and approved by the governing bodies of the American College of Cardiology, the American Heart Association, the European Cardiac Arrhythmia Society, the European Heart Rhythm Association, the Society of Thoracic Surgeons, and the Heart Rhythm Society. Europace 2007; 9:335 – 379

56   Willems S, Hoffmann B, Steven D et al. Catheter ablation for atrial fibrillation: clinically established or still an experimental method? Herz. 2008 Sep;33(6):402-11.

57   Sanchez JE, Kay GN, Benser ME et al. Identification of transmural necrosis along a linear catheter ablation lesion during atrial fibrillation and sinus rhythm. J Interv Card Electrophysiol. 2003 Feb;8(1):9-17.

58   Watanabe I, Masaki R, Min N et al. Cooled-tip ablation results in increased radiofrequency power delivery and lesion size in the canine heart: importance of catheter-tip temperature monitoring for prevention of popping and impedance rise. J Interv Card Electrophysiol. 2002 Feb;6(1):9-16.

59   Fürnkranz A, Chun J, Schmidt B, Ouyang F, Kuck KH. Kryoballon-Pulmonalvenenisolation zur Behandlung von paroxysmalem Vorhofflimmern. J Kardiol 2010; 17: 154–6.

60   Chun KR, Schmidt B, Metzner A et al. The ‚single big cryoballon' technique for acute pulmonary vein isolation in patients with paroxysmal atrial fibrillation: a prospective observational single center study. Eur Heart J. 2009 Mar,30(6):699-709.

61   Dong J, Dickfeld T. Image integration in electroanatomical mapping. Herzschrittmacherther Elektrophysiol. 2007 Sep;18(3):122-30.

62   Wazni OM, Marrouche NF, Martin DO et al. Radiofrequency ablation vs antiarrhythmic drugs as first-line treatment of symptomatic atrial fibrillation: a randomized trial. JAMA 2005;293:2634 – 2640.

63   Pappone C, Augello G, Sala S et al. A randomized trial of circumferential pulmonary vein ablation versus antiarrhythmic drug therapy in paroxysmal atrial fibrillation: the APAF Study. J Am Coll Cardiol 2006;48:2340 – 2347.

64   Jais P, Cauchemez B, Macle L et al. Catheter ablation versus antiarrhythmic drugs for atrial fibrillation: the A4 study. Circulation 2008;118:2498 – 2505.

65   Wilber DJ, Pappone C, Neuzil P et al. Comparison of antiarrhythmic drug therapy and radiofrequency catheter ablation in patients with paroxysmal atrial fibrillation: a randomized controlled trial. J AMA 2010;303:333 – 340.

66   Calkins H, Reynolds MR, Spector P et al. Treatment of atrial fibrillation with antiarrhythmic drugs or radiofrequency ablation: two systematic literature reviews and meta-analyses. Circ Arrhythm Electrophysiol 2009;2:349 – 361.

67	Dagres N, Hindricks G, Kottkamp H et al. Complications of atrial fibrillation ablation in a high-volume center in 1,000 procedures: still cause for concern? J Cardiovasc Electrophysiol. 2009 Sep;20(9):1014-9.

68	Cappato R, Calkins H, Chen SA et al. Worldwide survey on the methods, efficacy, and safety of catheter ablation for human atrial fibrillation. Circulation 2005;111:1100 – 1105.

69	Cappato R, Calkins H, Chen SA et al. Prevalence and causes of fatal outcome in catheter ablation of atrial fibrillation. J Am Coll Cardiol 2009;53:1798 – 1803.

70	Andresen D, Brachmann J, Kuck KH et al. Deutsches Ablations-Qualitätsregister. Studien-Protokoll. (noch nicht veröffentlicht)

71	Kesek M. Ablation procedures in Sweden during 2007: results from the Swedish Catheter Ablation Registry. Europace. 2009 Feb;11(2):152-4.

72	Fisher JD, Spinelli MA, Mookherjee D, Krumerman AK, Palma EC. Atrial fibrillation ablation: reaching the mainstream. Pacing Clin Electrophysiol. 2006 May;29(5):523-37.

73	Zeymer U, Senges J. Qualitätsregister in der Kardiologie. Bundesgesundheitsbl Gesundheitsforsch Gesundheitsschutz 2004; 47: 533–9.

74	Zeymer U, Zahn R, Senges J, Gitt A. Registries of myocardial infarction in Germany. Consequences for drug therapy of patients with acute ST elevation myocardial infarction. Internist (Berl). 2010 Oct;51(10):1324-7, 132.

75	Tebbe U, Hochadel M, Bramlage P et al. In-hospital outcomes after elective and non-elective percutaneous coronary interventions in hospitals with and without on-site cardiac surgery backup. J Clin Res Cardiol. 2009 nov;98(11):701-707.

76 Klein B, Zahn R, Heer T et al. Temporal trends in the use of drug-eluting stents in German clinical practice. Herz. 2008 sep;33(6):450-454.

77 Nieuwlaat R, Prins MH, Le Heuzey JY et al. Prognosis, disease progression, and treatment of atrial fibrillation patients during 1 year: follow-up of the Euro Heart Survey on atrial fibrillation. Eur Heart J. 2008 May;29(9):1181-9.

78 Kirchhof P, Fetsch T, Hanrath P, Meinertz T, Steinbeck G, Lehmacher W, Breithardt G. Targeted pharmacological reversal of electrical remodeling after cardioversion--rationale and design of the Flecainide Short-Long (Flec-SL) trial. Am Heart J. 2005 Nov;150(5):899.

79 Goette A, Breithardt G, Fetsch T, Hanrath P, Klein HU, Lehmacher W, Steinbeck G, Meinertz T. Angiotensin II antagonist in paroxysmal atrial fibrillation (ANTIPAF) trial: rationale and study design. Clin Drug Investig. 2007;27(10):697-705.

80 Breithardt G, Dobrev D, Doll N et al. The German Competence Network on Atrial Fibrillation (AFNET). Herz. 2008 Dec;33(8):548-5.

81 Macías Gallego A, Díaz-Infante E, García-Bolao I. Spanish Catheter Ablation Registry. 8th official report of the Spanish Society of Cardiology Working Group on Electrophysiology and Arrhythmias (2008). Rev Esp Cardiol. 2009 Nov;62(11):1276-85. Erratum in: Rev Esp Cardiol. 2010 Mar;63(3):377.

82 Khaykin Y, Oosthuizen R, Zarnett L et al. CARTO-guided vs. NavX-guided pulmonary vein antrum isolation and pulmonary vein antrum isolation performed without 3-D mapping: effect of the 3-D mapping system on procedure duration and fluoroscopy time. J Interv Card Electrophysiol. 2011 Apr;30(3):233-40.

83 Estner HL, Deisenhofer I, Luik A, Ndrepepa G, von Bary C, Zrenner B, Schmitt C. Electrical isolation of pulmonary veins in patients with atrial fibrillation: reduction of fluoroscopy exposure and procedure duration by the use of a non-fluoroscopic navigation system (NavX). Europace. 2006 Aug;8(8):583-7.

84 Gula LJ, Massel D, Leong-Sit P et al. Does Adenosine Response Predict Clinical Recurrence of Atrial Fibrillation After Pulmonary Vein Isolation? J Cardiovasc Electrophysiol. 2011 Mar 3. doi: 10.1111/j.1540-8167.2011.02037.x. [Epub ahead of print].

7. Danksagung

Ich möchte mich herzlich bei Herrn Prof. Dr. med. Dietrich Andresen, Chefarzt der Klinik für Innere Medizin, Kardiologie und konservative Intensivmedizin, Vivantes Klinikum am Urban und im Friedrichshain Berlin, für das Stellen des Themas und die immerwährende persönliche Unterstützung bei der Erstellung dieser wissenschaftlichen Arbeit bedanken.

Herr Prof. Dr. Andresen hat als mein langjähriger Lehrer meine internistische, kardiologische und elektrophysiologische Ausbildung von Beginn an gefördert und ist mir zu einem großen Vorbild geworden.

Herrn Dr. med. Gindele danke ich sehr für seinen Rat und seine Anregungen für diese Arbeit.

Des weiteren danke ich Herrn Prof. Dr. J. Senges und den Mitarbeiterinnen und Mitarbeitern des Instituts für Herzinfarktforschung in Ludwigshafen.

Mein besonderer Dank gilt meiner Familie, insbesondere meinen Eltern, die meine Ausbildung immer unterstützt und damit den Grundstein für diese Arbeit gelegt haben.

Meiner Verlobten Elisabeth danke ich für ihre große Hilfe.

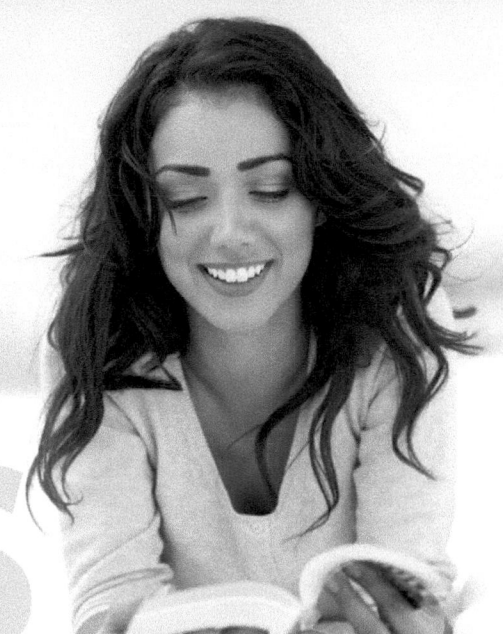

yes
i want morebooks!

Buy your books fast and straightforward online - at one of world's fastest growing online book stores! Environmentally sound due to Print-on-Demand technologies.

Buy your books online at
www.get-morebooks.com

Kaufen Sie Ihre Bücher schnell und unkompliziert online – auf einer der am schnellsten wachsenden Buchhandelsplattformen weltweit! Dank Print-On-Demand umwelt- und ressourcenschonend produziert.

Bücher schneller online kaufen
www.morebooks.de

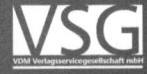 VDM Verlagsservicegesellschaft mbH
Heinrich-Böcking-Str. 6-8   Telefon: +49 681 3720 174   info@vdm-vsg.de
D - 66121 Saarbrücken   Telefax: +49 681 3720 1749   www.vdm-vsg.de

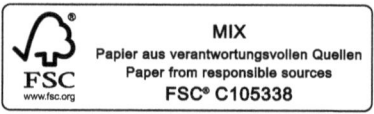

Printed by Books on Demand GmbH, Norderstedt / Germany